JN013721

高度最新医療からリハビリ、在宅介護まで

釧路孝仁会記念病院

を中心に釧根の医療介護を支えます

編著｜釧路孝仁会記念病院

バリューメディカル

脳と脊椎脊髄、心臓・血管の地域中核病院をめざして

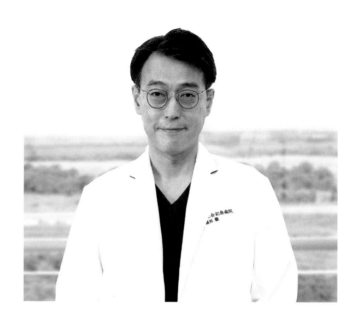

釧路孝仁会記念病院
院長
稲垣 徹

当院は孝仁会グループ齋藤孝次理事長の「釧路にあっても世界最先端の医療を提供する」を理念に、2007年12月に脳・心臓・消化器・整形外科を中心とした急性期専門病院として開院し、各分野の専門医を中心とした医療チームが最新の診断・治療機器を駆使し、可能な限り低侵襲な検査、治療を提供できるような体制作りを常に行っています。

2020年には脳と心臓の血管系疾患に対し、急速に増加している血管内治療をより安全に積極的に施行できる施設として、釧根地域で唯一のハイブリッド手術室を導入しました。脳外科や整形外科手術はもとより、心臓や大動脈などの手術の対応も可能となりました。また、脳神経外科分野では脳血管障害患者を24時間365日受け入れ可能な1次脳卒中センターの道東地域の核施設（脳卒中コアセンター）に日本脳卒中学会より認定されており、閉塞性脳血管障害（脳梗塞）に対する最先端治療の血栓回収療法により治療成績の著しい向上に貢献しています。

入院後の急性期リハビリも充実させており、脳卒中リハビリや整形リハビリはもちろん、道内では普及が遅れている心臓リハビリも専門スタッフが行っており、患者さんができるだけ早期に社会復帰できるよう努めています。また、急性期治療後の患者さんのケアにつきましては、釧路孝仁会リハビリテーション病院（旧星が浦病院）をはじめ、当医療法人の関連病院や施設、さらには社会福祉法人孝仁会の介護施設との強い連携を利用し、選択の幅のある充実した支援を行っています。

院内には高度健診センターがあり、皆様の健康状態の把握と生活習慣病の予防の啓発、さらには釧根地域で唯一のPET/CTを利用した「三大疾病ドック」などの健診事業も行い、脳疾患・心疾患・がんなどの早期発見・早期治療をめざし、経験豊かな専門医が精密検査・治療の相談を行っています。

本書では、当院で行っている最先端の医療とさまざまな部署の紹介などを盛り込みました。ぜひ活用していただき、患者さんやご家族にとって当院が地域の身近な存在となれますよう願っています。そして、今後も少子高齢化社会における釧根地域の医療・介護の種々の問題に対し、患者さんのニーズに応えられる病院をめざしていきます。

最先端の医療を地域に届けるために

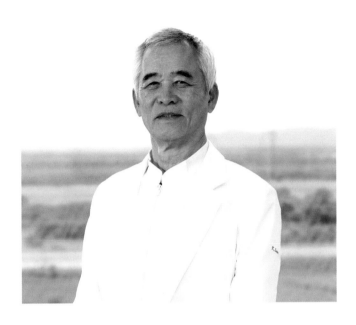

社会医療法人孝仁会
理事長
齋藤 孝次

孝仁会グループの原点は、脳外科のベッドが不足していた当時の釧路の状況をなんとかしたいと考え1989年に釧路脳神経外科病院を開設したのがはじまりです。メーヨー・クリニックの影響も受け「地方にあっても最先端の医療を」という思いで、急性期医療やリハビリ治療など私が理想とする地域医療体制を構築していきました。その結果グループは拡大し、社会医療法人孝仁会をはじめとする道内外10の医療・福祉関連法人のグループに成長することができました。

2023年12月現在で8病院、13診療所、2老人保健施設、6特別養護老人ホーム、他30介護系施設、1学校、2認定保育園などを展開しています。

釧路孝仁会記念病院は釧路脳神経外科病院（現釧路脳神経外科）、星が浦病院（現釧路孝仁会リハビリテーション病院）、新くしろ病院（現新くしろクリニック）の手術室を有する3病院の脳、心臓血管、消化器の急性期入院診療部門を集約し、より高度な急性期医療の提供を目的として2007年12月に開設いたしました。釧根地区における基幹病院として、術中CT撮影ができる手術室を含む手術室6室、ハイブリッド手術室などの設備を整備し、脳卒中、心筋梗塞、脊椎脊髄疾患に対し24時間365日いつでも安全で質の高い手術を提供できる体制を整えています。

また、釧根地区にて初導入となるPET/CTおよび3.0テスラMRIなどの最新鋭の医療機器を揃え、三大疾病といわれる、がん、脳卒中、心疾患に対する健診医療を重視し、地域の予防医学の発展に全力で取り組むとともに、「釧路にあっても世界最先端の医療を提供する」という開院当初からの理念のもと、病気の早期発見・早期治療で地域の皆様の健康寿命の延長に貢献していきたいと考えています。

今後、高齢化が急速に進む社会では、地域の医療機関の役割はますます重要となります。本書では、「釧路孝仁会記念病院」が提供する医療の解説とともに、釧根地域で私たち孝仁会グループが提供できる医療サービスを紹介しています。

国がめざしている地域包括ケアシステム「高齢になっても安心して地域で暮らしていけるために、医療、介護、予防、住まい、生活支援サービスを提供できる体制」構築に向け、孝仁会グループではその一翼を担える医療グループになるため、これからもグループ理念の実現に向けて職員皆で努力してまいります。

も く じ

巻頭企画 24時間365日の救急医療体制で
道東地域の皆さまを守る
—— 脳と脊椎脊髄、心臓・血管

孝仁会グループのシームレスな連携

第一特集 脳と心臓のスペシャリストたち「諦めない治療」
●脳・脊椎脊髄　●心臓・血管

高度健診センター

第二特集 患者さんに満足度の高い治療を提供

医療を支える部門の紹介

も　く　じ

釧路孝仁会記念病院　病院案内

釧路孝仁会リハビリテーション病院のご案内

病院長メッセージ

チーム医療による治療とリハビリで
継続的なサポートを

釧路孝仁会リハビリテーション病院　病院長　原田 英之

*本書掲載の情報は 2023 年 12 月現在のものです。

24時間365日の救急医療体制で道東地域の皆さまを守る

──脳と脊椎脊髄、心臓・血管

命を救う
道東ドクターヘリ

ドクターヘリ（以下DH）は、救急専門の医師と看護師を乗せ現場に到着、現場からできる医療を開始しながら専門病院へ短時間で搬入し、救命率を向上しています。

社会医療法人孝仁会
理事長
齋藤 孝次
（さいとう こうじ）

看護部 外来
係長
北村 泰宏
（きたむら やすひろ）

①交通事故などの重症外傷の現場での処置と施設搬送
②超急性期脳卒中（のうそっちゅう）患者の現場治療・搬送、あるいは地域病院から二次三次病院への搬送（施設間搬送）
③超急性期心臓・大血管疾患の現場治療・搬送、あるいは施設間搬送
④その他の重症疾患（乳小児・婦人科疾患等）の施設間搬送

DHの運航範囲は本州では50km圏内ですが、広大な北海道では100km圏内としています。とりわけ広い道東地域をカバーしている道東DHは②、③の脳・心臓・大血管疾患の超急性期病院間搬送にも大きな力を発揮しています。

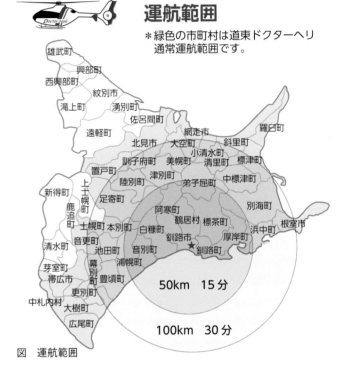

運航範囲
＊緑色の市町村は道東ドクターヘリ通常運航範囲です。

50km　15分
100km　30分

図　運航範囲

脳梗塞（のうこうそく）の患者さんに対し血栓（けっせん）（血の塊（かたまり））を溶かし、詰まった血管を再開通させるt-PAという薬が保険適用となったことがきっかけとなり、道東DHが導入されましたが、その後、医療の進歩で超急性期血栓回収術という血管内手術の治療が行われるようになり、DHが活躍しています。

心臓・大血管の救急は直接、命にかかわる疾患であり、1分1秒を争いますが、ここでもDHが大活躍しています。

このように道東DHは事故現場などで医療活動を行い、専門病院へ運ぶ①の活動のほかに②、③のような施設間搬送にも力を発揮していますが、これは広大な北海道ならではの特徴の一つといえるでしょう。

道東ドクターヘリ

道東DHは救命救急センターを併設する市立釧路総合病院を基地病院、釧路孝仁会記念病院を基

幹連携病院として、2009年から運用を開始しました。市立釧路総合病院から週5回、釧路孝仁会記念病院から週2回出動しており、主な活動範囲は釧路・根室の医療圏です。地域の消防・医療機関・行政の協力で運用しています。

釧路孝仁会記念病院は、脳と心臓、血管疾患の

超急性期医療を提供し、脳卒中、心筋梗塞（しんきんこうそく）、大動脈瘤破裂（みゃくりゅうはれつ）などの血管疾患患者を受け入れています。孝仁会は早くからDHの必要性を認識しており、1996年に星が浦病院（現 釧路孝仁会リハビリテーション病院）を開設するときにもヘリポートを準備していました。2007年に釧路孝仁会記念病院を開設したときには、ヘリポート、格納庫、給油設備を整え、ＤＨ導入の準備を行っていました。その後、DH導入に向けた活動を進め、道東にＤＨが導入されました。導入に際しては地域住民の皆さんにも大変お世話になり、署名活動にもご協力いただき10万人を超える署名をいただきました。ありがとうございました。

DHで運ばれた患者さんは主に三次救命救急センターである市立釧路総合病院へ運ばれます。重症な外傷患者さんもほぼすべて市立釧路総合病院へ運ばれますが、市内の医療機関も協力しています。

ドクターヘリ出動の仕方は次の3つ

①現場出動

DHは事故現場へ医師・看護師を運び治療を開始し、専門病院へ運びます。

A）出動

・119番通報を受け、消防が要請します。

・市立釧路総合病院の通信指令室でこれを受け、DH出動を指令します。待機中のDHはフライトドクター（医師）、フライトナース（看護師）を乗せ、5分以内に飛び立ちます。

・機内で詳しい内容を聞き、目的地へ向かいます。

B）着陸

・交通事故等の現場に着陸するときは消防隊、警察などで現場の安全を確保します（写真1）。

C）現場での医療活動

・フライトドクター（医師）・フライトナース（看護師）が現場での医療を開始し、必要であれば救急車内へ運び処置を行います。その後DHへ搬入します。

D）目的地へ

・フライトドクター（医師）の判断で市立釧路総合病院、釧路孝仁会記念病院等の救急病院へ速やかに搬送します。

②施設間搬送

脳卒中・心筋梗塞・大動脈瘤破裂などの疾患は、救急車はまず直近の病院へ患者さんを運び病院の医師がDH出動を判断し、消防を通じて要請。DHはその病院の敷地（羅臼などの遠方の場合はランデブーポイント[*1]）へ向かいます。必要な医療を行い、患者さんをDHに乗せ、目的の病院へ運びます。

③救急外来搬送

現場で救急隊がDHを要請し、DH到着まで時間がかかるので地元の医療機関へ運び、治療を受けながらDHを待ちます。

＊1 ランデブーポイント：患者さんを引き継ぐ場所

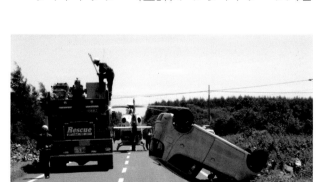

写真1　現場写真

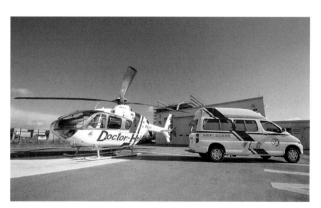

写真2　ドクターヘリと救急車

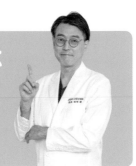

365日24時間体制で最善の医療を提供

当院は2007年に開院以来、社会医療法人孝仁会の道東地域の基幹病院として脳・心臓・運動器を中心に24時間365日の救急医療体制を整えた急性期専門病院です。各分野の専門医を中心とした医療チームが最新の診断・治療機器を駆使し、可能な限り低侵襲な検査・治療方法で最善の医療を提供できるよう努めています。

院長
稲垣 徹
（いながき　とおる）

*1　急性期：病気・けがを発症後、14日以内（目安）。不安定な状態
*2　低侵襲：体に負担の少ない

最先端の医療機器と夜間でも手術が可能な体制

　救急医療に関しては、術中CT撮影が可能な手術室（写真1）を含む24時間対応できる手術室6室とハイブリッド手術室（写真2）を設置しており、脳・脊椎脊髄・心臓血管などの各診療科で釧路地域において、ハイレベルの医療や手術ができる体制を整えています。

　ハイブリッド手術室とは、手術台と血管内治療に必要な心・血管X線撮影装置を組み合わせた手術室のことです。手術室と心臓カテーテル室、それぞれ別の場所に設置されていた機器を組み合わせることにより、高度な医療技術を低侵襲でより安全に行うことを可能としました。現在、心臓血管の治療として胸部大動脈瘤、腹部大動脈瘤の疾患に対し、開胸・開腹を行わない低侵襲な治療であるステントグラフト内挿術を行っています。

　また、個室型のICU（集中治療室、写真3）を12床、脳・脊椎脊髄センター、心臓・血管センターを整備し、急性期の入院医療に備えています。ICUでは、生命の危機に直面した重症患者さんを24時間濃密な観察のもと、先進医療技術を駆使して集中的に治療しています。

　救急搬送された患者さんや手術患者さんが、生命の危機的状況から脱して社会復帰の一歩を踏み出すことができるよう、最良の治療と全身管理のサポートを提供しています。

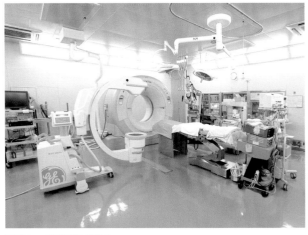

写真1　CT併設手術室

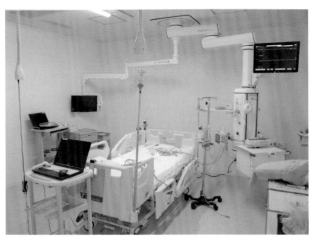

写真3　ICU病室

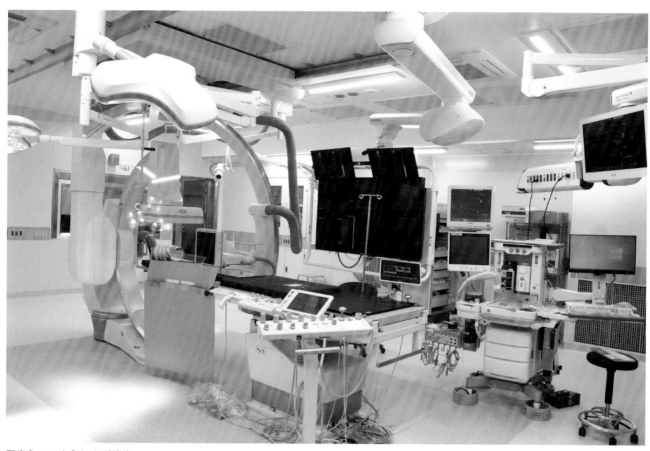

写真2　ハイブリッド手術室

脳と心臓疾患に対する救急受入体制

　脳・脊椎脊髄センターでは、かかりつけ医療機関や救急隊からの要請に対して、24時間365日脳卒中患者などを受け入れる体制を整えています。急性期脳梗塞（のうこうそく）の患者さんに対するt‐PA（アルテプラーゼ）静注療法や血栓回収療法を搬入後速やかに開始できるよう準備しており、くも膜下（まくか）出血（しゅっけつ）や脳出血など緊急手術が必要な場合でもいつでも対応できるよう準備しています。

　心臓・血管センターも同様に急性心筋梗塞（しんきんこうそく）や大動脈解離、大動脈瘤破裂などの直接生命にかかわる重症な心・血管疾患の患者さんを365日24時間受け入れる体制を整備しています。心筋梗塞に対するステント留置術、大動脈疾患に対するステントグラフト内挿術、その他心臓の手術（開心術）などもいつでも行える体制であるとともに心不全に対する薬物療法、不整脈に対するデバイスの埋め込み（ペースメーカー手術）、アブレーションなど最先端の医療を提供しています。心・血管疾患は重症度が高く、患者さんの容態は刻一刻と変化し時間との闘いとなるため、緊急手術や術後管理を受け入れるための医療チームを整えています。

　医師をはじめ、画像診断・血管内治療のための診療放射線技師やCE（Clinical Engineer）、救急外来、手術支援、ICU看護などの専門的看護師、心エコーや各種モニター、血液検査のための臨床検査技師など多くの職種がチームを形成し、最善の医療を提供するよう準備しています。

　このように最先端のハードウェアを整備し、救急受け入れ前から救急受け入れ、カテーテル手術などの緊急検査と手術療法、ICUでの専門的術後管理など、よどみなくスムーズな患者さんの受け入れ体制が整っており、円滑なチームワークでより良い急性期医療を提供するよう努めています。さらに相談員・事務員などの後方支援チームも一体となり家族の皆さんへの支援を含め、救える命を救うための努力を続けています。

脳卒中に特化した集中治療室SCU

SCUとは脳卒中専門の集中治療室です。症状が進行したり、急変したりすることもある脳卒中診療の中で、専門スタッフによる24時間365日体制で対応しています。脳卒中専門医や看護師、リハビリテーション（以下リハビリ）スタッフなど複数の医療職で構成され、専門的治療を行っています。

脳神経外科
脳卒中センター
センター長
鈴木 脩斗
すずき ゆうと

看護部
SCU
課長
矢内 和華子
やうち わかこ

脳卒中とSCUで行われる治療について

脳卒中とは急性期の脳血管障害[*1]のことです。大まかに血管が詰まる脳梗塞（のうこうそく）、脳内の血管が破れ出血する脳出血、動脈瘤（どうみゃくりゅう）が破裂することによって脳の周囲に出血するくも膜下出血（まくかしゅっけつ）に分けられます。

脳梗塞や脳出血では、右もしくは左どちらかの手足の運動麻痺（うんどうまひ）、ろれつの回りにくさ、言葉が出なくなるなどが主な症状です。くも膜下出血は突然生じる激しい頭痛や嘔吐（おうと）が特徴です。いずれも迅速な診断と治療が重要となります。

SCUではこういった脳卒中への治療を行っています。脳梗塞では血管がそれ以上詰まらないように、血をサラサラにする点滴や薬で治療します。脳出血では出血が大きくならないように血圧を下げて止血を図ります。また大きく出血し、周りの脳を圧排（押している）しているときは、出血を取り除く手術を行うこともあります。

くも膜下出血では再出血をきたすことがあり、その予防に動脈瘤を金属のクリップで挟んだり、金属のコイルで動脈瘤を詰めたりする手術を行います。

*1 急性期：病気・けがを発症後、14日以内（目安）。不安定な状態

SCUでの脳卒中治療を支える医療スタッフたち

脳卒中は症状が進行したり急変したりすることがあります。動くことができない患者さんも多く、床ずれができてしまうこともあります。

SCUでは看護師たちにより、状態が変化していないかの看護評価やケアを行います。状態の悪化が疑われる場合には、医師や看護師により追加の治療や手術を行うこともあります。

一度発症した脳卒中は、薬や手術では症状を回復することはできません。脳卒中の後遺症を少しでも改善するために専門のリハビリスタッフにより、積極的にリハビリを行って麻痺や言葉の回復を図っています。

SCUはこういった複数の医療スタッフにより、脳卒中の患者さんへ常に治療を提供しています。

道東地方で初めてのSCU病棟

当院では、2018年5月に道東地方で初めてとされる脳卒中ケアユニット（SCU：Stroke Care Unit）が12床開設となり、2023年で5年目を迎えました。

SCUとは、急性期の脳卒中（脳梗塞、脳出血、

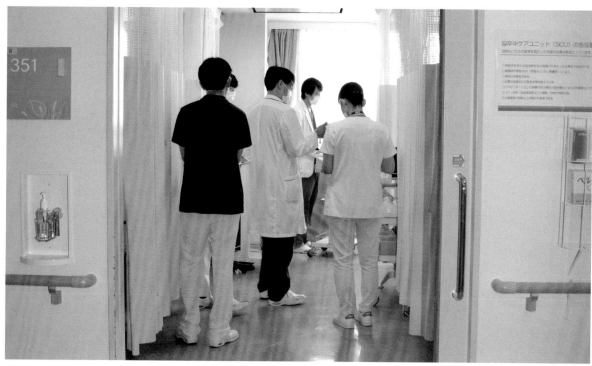

写真　さまざまな医療スタッフによる回診の様子

くも膜下出血）の患者さんを受け入れる専用の病棟で、医師、看護師、リハビリテーション療法士らの専門チームにより、発症早期から24時間体制で集中的に治療を行っています。

SCUには年間500人以上の脳卒中の患者さんが入院し、必要な検査、治療、リハビリを早期から開始します。看護師は常に3対1（患者3人に看護師1人）以上勤務しており、患者さんの変化を早期に発見できるように努めています。

今後も、地域医療を支える多くの方々と連携を深め、当院の理念でもある「患者さまが安心してかかれる、患者さまを安心してあずけられる病院」をめざし、常に最新の医療が提供できるよう日々邁進していきたいと思います。

実績データ

2021年は新型コロナウイルス感染症の影響を受け入院制限があり、入院数・稼働率ともに減少がみられました。

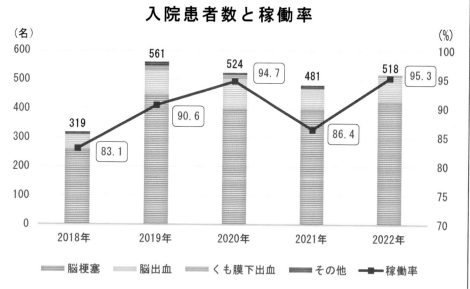

入院患者数と稼働率

図　入院患者数と稼働率（2018〜2022年）

孝仁会グループの

継ぎ目のない
シームレスな連携

地域包括ケアシステムを円滑に行うために
~電子カルテ導入で患者情報を一元管理~

社会医療法人孝仁会は、道東の急性期基幹病院として救急、手術、専門治療などを24時間体制で行う「釧路孝仁会記念病院」、発症・術後から約1～2か月後の回復期に集中的なリハビリテーション治療を行う「釧路孝仁会リハビリテーション病院」、治療を終えた後、在宅生活の準備と支援を行う介護老人保健施設「老人保健施設星が浦」、在宅医療を外来診療で支えるクリニックなどがあります。

そして医療・介護の両面から安心した在宅生活を過ごすための支援を行う在宅サービス（訪問看護・訪問介護・訪問リハビリ・地域包括支援センター等）などの、それぞれ機能の異なる施設が結束し、患者さんのあらゆる状態に対応できるシームレスな医療・介護サービスを提供しています。

社会医療法人孝仁会ではいち早く電子カルテを導入しており、法人内の各病院・クリニックなどでそれぞれ管理していた検査データや診療内容、薬やアレルギー情報といった診療に必要なデータを一元管理し、法人内の医療機関での共有が可能となっています。

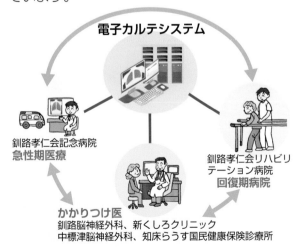

電子カルテシステム

釧路孝仁会記念病院
急性期医療

釧路孝仁会リハビリテーション病院
回復期病院

かかりつけ医
釧路脳神経外科、新くしろクリニック
中標津脳神経外科、知床らうす国民健康保険診療所

電子カルテシステム

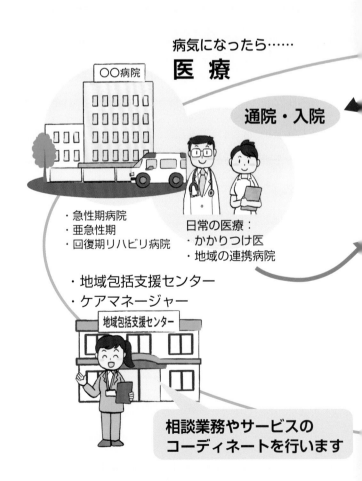

病気になったら……
医 療

通院・入院

・急性期病院
・亜急性期
・回復期リハビリ病院

日常の医療：
・かかりつけ医
・地域の連携病院

・地域包括支援センター
・ケアマネージャー

地域包括支援センター

相談業務やサービスのコーディネートを行います

電子カルテで情報を共有することで、法人内の専門医が離れた場所からでも素早く診断することができ、この連携により、これまで以上に質の高い医療を提供できるようになりました。なお、電子カルテに保存されている情報は、安全なセキュリティで厳重に管理されていますのでご安心ください。

また、ほかの法人も含めた孝仁会グループでは、連携を密に行うことにより、発症から在宅復帰するまでにグループ内でのそれぞれの経過をたどる中で、情報を正確に引き継ぎ、迅速できめ細やかな医療・介護サービスを提供することが可能となっています。

住み慣れた地域で「住まい」「医療」「介護」「予防」「生活支援」を一体的に提供できる地域包括ケアシステムが円滑に行えるよう、それぞれ機能の異なる施設が結束し、患者さんのあらゆる状態に対応できるシームレスな医療・介護サー

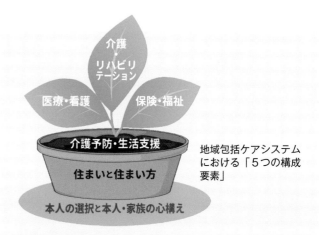

地域包括ケアシステムにおける「5つの構成要素」

ビスを提供します。

また、デイケア、訪問リハビリテーション、特別養護老人ホームなども併設されており、施設入所はもちろん、在宅復帰後のケアも十分に調整しながら在宅復帰をめざすことができるなど、在宅生活を安心して送ることが可能となっています。

今後も理念の1つである、「患者様・利用者様が安心してかかれる、ご家族の方が安心してあずけられる病院・施設」をめざして取り組んでまいります。

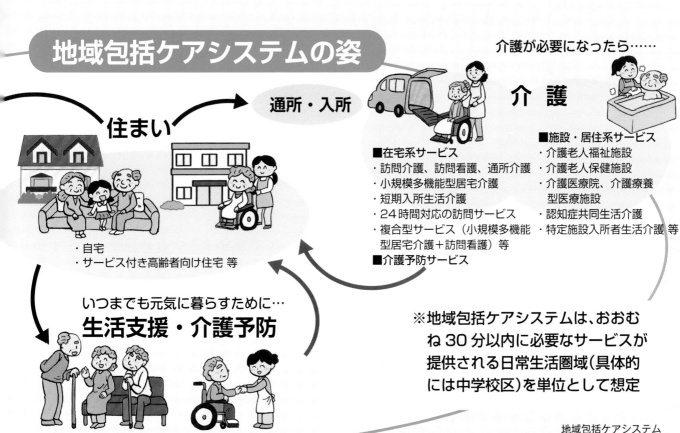

地域包括ケアシステム

釧根地域における連携体制

病気になったら……

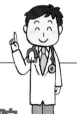

救急

先進医療
札幌孝仁会記念病院

札幌高機能放射線治療センター SAFRA
陽子線治療 (20p)

急性期病院

脳梗塞など緊急に治療を要する状態となったとき
に入院し、積極的な治療を行う病院です。 緊急で
搬送された方々の生命を守る役割がありますので、
病気の治療が終了した後は、後遺症の状況に応じ
て退院や次の医療機関への転院を行います。

釧路孝仁会記念病院

回復期病院

急性期病院で病気の治療は終了したが、自宅に帰る
にはさらに身体機能を回復させる必要がある場合に、
リハビリなど機能回復訓練を行う医療機関です。

釧路孝仁会
リハビリテーション病院 (100p)

通院・入院

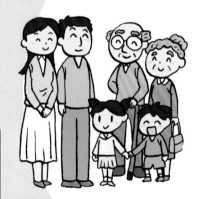

慢性期病院

急性期病院や回復期病院を退院した後、維持的な治療 (薬の継続的な服用など) や
リハビリ、病気の再発予防が必要な方が利用する医療機関です。患者さんが自宅に
帰った後も健康に過ごすことのできるよう、薬の管理や、病状のチェック (定期検
査など) を行います。

医療法人社団敬愛会　白樺台病院

かかりつけ医

かかりつけ医・医療機関

釧路脳神経外科
新くしろクリニック
中標津脳神経外科
知床らうす
国民健康保険診療所 など

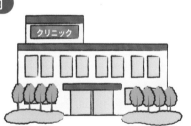

予防

予防医療

**釧路孝仁会記念病院
高度健診センター** (48p)

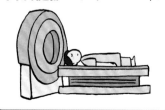

相談コーディネート

地域包括支援センター

高齢者が可能な限り住み慣れた地域で、その有する能力に応じ自立した日常生活を営むことができるよう、医療、介護、介護予防、住まいおよび自立した日常生活の支援を行う相談窓口です。

釧路市東部北地域包括支援センター

羅臼町地域包括支援センター

■ ケアプラン企画

星が浦ケアプラン企画センター

鶴ヶ岱ケアプラン企画センター

愛国ケアプラン企画センター

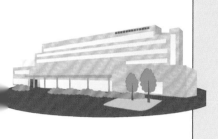

在宅サービス

介護が必要になったら……

在宅系サービス

医療・介護の両面から安心した在宅生活を過ごすための支援を行います。

■ 訪問

訪問看護ステーションはまなす

訪問看護ステーションはまなす根室出張所

ヘルパーステーションはまなす

釧路訪問リハビリセンター

星が浦訪問リハビリセンター

中標津訪問リハビリセンター

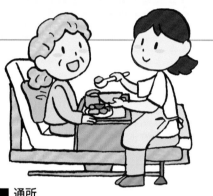

■ 通所

治療を終えた後、在宅生活の準備と支援を行います。

釧路脳神経外科デイケアセンター

知床らうす通所リハビリセンター

ケアスタジオ住吉

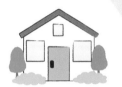

自宅

地域のみなさま

入所サービス

施設・居住系サービス

老人保健施設星が浦

グループホームはまなすの家星が浦

グループホーム根室

介護付有料老人ホームはまなす芦野館

介護付有料老人ホームはまなす睦館

■ 社会福祉法人孝仁会

特別養護老人ホーム　きんれんかの里

特別養護老人ホーム　えぞりんどうの里

特別養護老人ホーム　清和園

グループホーム　ななかまどの里

地域密着型特別養護老人ホーム　湿原の里

介護付有料老人ホーム　悠和館

育成

医療従事者育成

釧路孝仁会看護専門学校
(54p)

からだの負担が少ない
がん治療をみなさまへ

孝仁会グループでは、場所、医療機関、医療スタッフなどの境目を越えて、スムーズで切れ目のない医療を提供し、医療の質の向上をめざしています。

札幌高機能放射線治療センター（通称SAFRA：SAPPORO High Functioning Radiotherapy Center）は札幌市西区宮の沢にて、脳卒中・心臓病・がんの三大疾病と運動器疾患の治療を行う、社会医療法人孝仁会の旗艦病院である札幌孝仁会記念病院の放射線施設です。

札幌孝仁会記念病院では集学的がん治療（外科的手術、化学療法、放射線治療）の提供をめざしており、当施設ではその中の放射線治療を担っています。陽子線治療・サイバーナイフ・トモセラピーという3種類の最新の放射線治療装置を備えており、それぞれの特徴を生かした治療を提供しています。この中でも最近注目されている「陽子線治療」について紹介します。

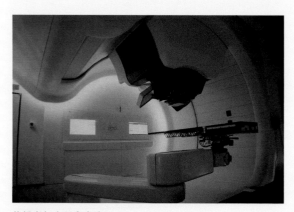

札幌孝仁会記念病院
最新型スキャニング照射専用陽子線治療装置

陽子線治療

放射線によるがんの治療は、X線や電子線を用いた治療が主流でしたが、近年、がん周辺の正常組織への影響を低減しながら、高い効果が見込まれる陽子線治療が注目されています。現在、陽子線治療を実施している医療機関は日本全国で15都道府県の19施設しかなく、その1つが札幌孝仁会記念病院になります。陽子線治療はがんの種類によって「公的保険」や「先進医療」が適用となります。

陽子線治療のメリット

● がん病巣のみに、ピンポイントで高いエネルギーで照射できるため、優れた治療効果が期待できる。

● 放射線の影響を受けやすい臓器の副作用を減らしがん病巣を的確に治療することができる。

● 体への負担が少ないため、高齢者や体力のない人にも治療を施せる。

● 小児や若年者では、放射線治療を受けた後の二次がんの発生を低く抑えることができる。

● 合併症があるために手術ができない人も治療を受けられる。

陽子線の副作用

陽子線治療は、従来の放射線と比較すると正常な組織への影響が少ないため副作用を軽減することができます。ただ副作用がまったくないとは言えず、たとえば、照射した部位の皮膚に日焼けのような症状がみられることなどがあります。また、治療後の副作用は、病巣の部位や陽子線の照射角度によってそれぞれ異なります。治療時には、専門医より詳しく説明いたしますので、よく理解したうえで治療を受けるようにしましょう。

「筑波大学附属病院 陽子線治療センターホームページより
https://www.pmrc.tsukuba.ac.jp/about_proton_therapy/pm.html より」

■ 診察から治療の流れ

> かかりつけの医療機関からの診療情報提供書や画像データをもとに、当センターにて診察を受けていただきます。

→

> 必要に応じて追加の検査を行い病状を把握し、陽子線治療の適応となるかを複数の診療科の医師が総合的に検討・判断し、適応となる場合は治療の準備を進めていきます。

■ 主な適応疾患

頭部・頭頸部	転移性脳腫瘍、良性／悪性脳腫瘍、良性／悪性頭蓋骨腫瘍、脳動静脈奇形、聴神経腫瘍、頸部リンパ節転移、口腔・耳鼻咽喉科領域の腫瘍　等
脊椎・脊髄	転移性骨腫瘍、良性／悪性脊髄・脊椎腫瘍、脊髄動静脈奇形　等
胸部・腹部	転移性肺腫瘍、肺がん、良性／悪性縦隔腫瘍、食道がん、肝細胞がん、膵がん、縦隔リンパ節転移、腹部リンパ節転移、その他胸部／腹部腫瘍　等
骨盤部・その他	前立腺がん、膀胱がん、子宮頸がん、子宮体がん、骨軟部腫瘍　等

※上記以外にも適応となる疾患があります。
　病名のみでは各装置での適応判断はできかねます。
　病歴やさまざまな検査結果を確認・検討する必要があるため、
　詳しくはお問い合せください。

■ 保険診療の適用疾患

適応症	組織型等
頭頸部腫瘍	鼻副鼻腔扁平上皮がん、頭頸部悪性黒色腫、嗅神経芽細胞腫、腺様嚢胞がん、唾液腺腫瘍、頭頸部非扁平上皮がん
泌尿器腫瘍	前立腺がん
骨軟部腫瘍	脊索腫、軟骨肉腫、骨肉腫、その他のまれな骨軟部肉腫
肝胆膵腫瘍	肝細胞がん（長径 4cm 以上）、肝内胆管がん、局所進行膵がん
消化管腫瘍	局所再発性直腸がん

■ 先進医療の適応疾患

適応症	組織型等
脳脊髄腫瘍	膠芽腫、神経膠腫（星細胞腫・乏突起膠腫）、その他のまれな脳腫瘍頭頸部非扁平上皮がん
頭頸部腫瘍	頭頸部扁平上皮がん
肺・縦隔腫瘍	限局性肺がん、局所進行非小細胞肺がん、縦隔腫瘍
消化管腫瘍	局所進行食道がん
肝胆膵腫瘍	肝細胞がん（保険適用外のもの）、胆道がん
泌尿器腫瘍	膀胱がん、腎がん
転移性腫瘍	転移性肺腫瘍、転移性肝腫瘍、転移性リンパ節

自由診療

　保険診療・先進医療の適応外であって、陽子線治療の実施に医学的意義がある症例については、当院のキャンサーボード（陽子線治療適応判定会議）にて承認のうえ、自由診療による陽子線治療を受けることができます。

※保険診療、先進医療についての適応は病名に加え、転移等の状況も定められているため、病名のみでは陽子線治療の適応判断はいたしかねます。病歴やさまざまな検査結果を確認・検討する必要があるため、ご不明な点はお気軽に SAFRA へお問い合わせください。また、受診は「完全予約制」となっています。必ず事前に電話等にて受診予約をお願いします。

期間が短縮されました

陽子線による前立腺がんの治療期間は3週間に短縮できます。

通常スケジュール	照射回数	22回	治療期間	4週間と2日（5回／週）

▼

短期間スケジュール	照射回数	12回	治療期間	3週間（4回／週）

短期間の治療は陽子線の照射を4日間行った後、3日間お休みするサイクルを3回行って完了となります。
※限局性および局所進行性前立腺がん（転移を有するものを除く）

　陽子線治療は通院での治療ができるので仕事を続けつつ、家族との時間を大切にしながら、日常生活への支障が少ないがん治療ができます。入院での治療体制も整っており、通うのが困難な方でも同様に治療を提供しています。まずは主治医にご相談いただき、その後SAFRAで外来受診、もしくはセカンドピニオンをご検討ください。

■ 予約・受診・治療・相談について

完全予約制となっております（必ず事前に電話等にて受診予約をお願いいたします）	直通電話番号	011-676-7419
	メール	safra@kojinkai.or.jp
	Webサイトお問い合わせページ	https://kojinkai-safra.jp/advanced/proteusone.html

社会医療法人 孝仁会
札幌孝仁会記念病院

〒063-0052　札幌市西区宮の沢2条1丁目16番1号
ホームページ https://sap-kojk.jp/

[車をご利用の方]
JR札幌駅から道道124号線（旧5号線）で約25分
新千歳空港から高速道路で約60分（札樽自動車道新川インター下車約10分）

[地下鉄をご利用の方]
札幌市営地下鉄「宮の沢」駅下車、徒歩6分（「ちえりあ」まで地下直結）

[バスをご利用の方]
JR札幌駅前バスターミナル（小樽行き）から「西町北20丁目」下車、徒歩3分

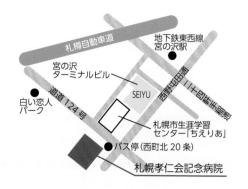

第一特集

脳と心臓のスペシャリストたち
「諦めない治療」

●脳・脊椎脊髄　●心臓・血管

脳梗塞の症状と治療について

脳神経外科
脳卒中センター
センター長
鈴木 脩斗
すずき ゆうと

脳梗塞とは

脳梗塞とは脳の血管が詰まることで酸素が不足し、脳細胞がダメージを受ける病気です。血管が詰まる原因によって心原性脳塞栓症、アテローム血栓性脳梗塞、ラクナ梗塞に分類されます。一度死んでしまった脳細胞は回復することはありませんが、発症した直後であれば血管を再開通させることで脳細胞を救える可能性があります。

脳梗塞の原因と主な症状

　脳梗塞は血管が詰まり脳細胞が死んでしまう病気です。血管が詰まる原因によって脳梗塞は3つに分類されます。心臓の中に血の塊（血栓）ができて脳に飛んでいく心原性脳塞栓症、血管の中が細くなり詰まってしまうアテローム血栓性脳梗塞、脳の深部にある細い血管が詰まるラクナ梗塞の3つです。

　脳梗塞の症状は詰まった血管によってさまざまです。左右どちらかの腕や足が動かない、言葉が出にくい、言葉がわからない、ろれつが回らない、片方の顔がゆがむ、などです（図1）。脳の右と左は仕切られているので、左右の手足がどちらも動かなかったり痺れたりすることはほとんどありません。

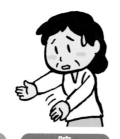

言葉	顔	腕
言葉が出にくい ろれつが回らない	片方の顔がゆがむ	左右どちらかの 腕（足）が動かない

図1　脳梗塞の症状

脳梗塞の検査と診断

　脳梗塞は MRI 検査を行って診断します。MRIとは磁力を使って体の中を調べる検査法です。体の中に金属や磁石がある場合は検査できないことがあります。医師が診察で神経症状を確認し、MRI で症状の原因となりうる部分に画像所見がある場合、脳梗塞と診断されます。

　MRI が行えない場合は CT 検査などを行うこともありますが、発症してすぐのときは所見が認められないことがあります。造影剤を使って血管が詰まっているかを確認したりもします。

脳梗塞の治療〜急性期〜

　脳の血管が詰まり脳細胞が死んでしまったら再生することはありません。しかし、血管が詰まり脳細胞が死ぬまで数時間ほど猶予があるので、閉塞して間もない血管を再開通することで脳細胞死から救うことができる可能性があります。血管を再開通させる治療として、点滴による方法と動脈にカテーテルという細い管を入れて詰まった血栓を回収する方法があります。

　点滴による方法として、t-PA（アルテプラーゼ）

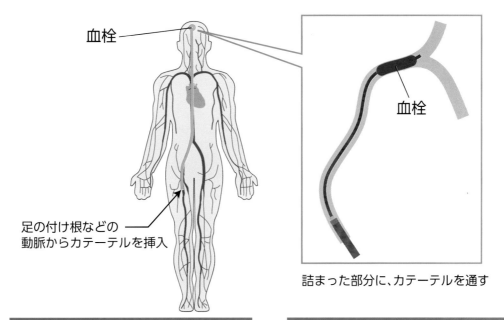

血栓

血栓

足の付け根などの
動脈からカテーテルを挿入

詰まった部分に、カテーテルを通す

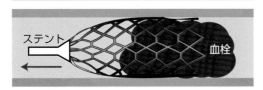

ステント型	吸引型
ステント 血栓	血栓
カテーテルで送り込んだステントを広げ、血栓をからめて回収する方法	脳の血管内にある血栓を掃除機のように吸引する方法

図2　脳梗塞のカテーテル血栓回収療法

という詰まった血栓を溶かす作用を持った薬があり、これを急速に点滴投与することで詰まった血管を再開通させます。血栓を強力に溶かすため出血もしやすくなるので、出血を疑う症状がある人（血尿や血便）や手術を受けたばかりの人などには使うことができません。また、発症してから４時間半を過ぎた場合は出血するリスクが高くなるので使えません。

　カテーテルによる治療として血栓回収療法といった手術があります（図２）。詰まった血管までカテーテルを誘導し、血栓を回収してくる方法です。カテーテル操作による血管損傷や出血、新たに血管が閉塞するリスクもあります。

　この治療にはリスクもありますが、治療が成功し血管を再開通させることが脳梗塞を回復させる唯一の方法です。

　これらの治療ができない場合は、脳梗塞の進行を予防することが急性期[*1]の治療になります。徐々に血栓が拡大したり、新たに血栓が飛んだりする

ことで脳梗塞が進行することがあるので、点滴でその予防を行います。

＊１　急性期：病気・けがを発症後、14日以内（目安）。不安定な状態

脳梗塞の治療〜再発予防〜

　一度脳梗塞になった場合、再発するリスクが常にあります。そのため再発防止として、血をサラサラにする抗血栓薬を飲んで血管が詰まらないように予防しなくてはいけません。この薬は血が出やすくなるという副作用もありますが、脳梗塞再発防止のため、特別な事情がない限りは継続した内服が必要になってきます。

　また、脳梗塞を発症するリスクとしてタバコや過度な飲酒のほか、高血圧や脂質異常症、糖尿病といった生活習慣病の存在が挙げられ、これらの予防や治療が必要になってきます。

脳出血の予防のために適切な血圧管理を

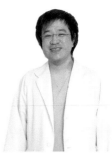

脳神経外科
山内 崇弘
やまうち たかひろ

脳出血とは

脳出血は、脳の細い血管が切れたり裂けたりすることで、脳の内部に出血が起こる病気です。出血の大きさや場所によって、さまざまな症状が出ます。

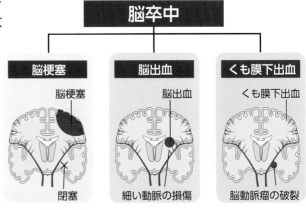

図1　脳卒中の種類

脳出血の主な症状

脳出血を起こすと、出血した部分の脳が破壊されるので、さまざまな症状が現れます。手足の動きや感覚にかかわる場所に出血すると、反対側の手足が動きづらくなったり、しびれたりします。大きい脳出血の場合は、頭蓋骨（ずがいこつ）の中の圧が上がったり、脳幹という重要な部分が押されて頭痛や意識障害を起こすこともあります。

それ以外には、言葉が出にくくなったり、理解できなくなったり、視界の半分を認識できなくなるなどの症状があります。脳出血を起こすと体内のホルモンが急に出されて血圧が上がることが多いです。

脳出血の検査と診断

脳出血を疑ったときは、CT または MRI で急いで画像を撮影します。

出血してすぐの場合は、CT 画像（図3）に白く写るので簡単に診断することができます。ただし、時間が経つと CT では色が黒っぽくなり（図4）、MRI では出血した時期によってさまざまな色に写ります。

成人の方の場合、脳出血の原因はほとんどが高血圧です。しかし、比較的年齢が若い方の場合では、脳の動脈と静脈が複雑に絡んだ血管の奇形や脳腫瘍（のうしゅよう）が原因のこともあります。そのため、造影剤を用いた検査やカテーテル検査などを追加して診断します。

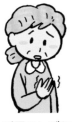 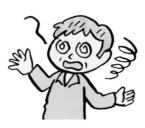 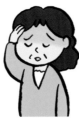 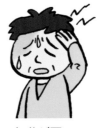 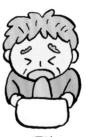

手足のしびれ　　めまい　　頭痛がする　　気分が悪い　　嘔吐

図2　脳出血の初期症状

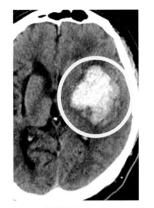

図3　左被殻出血
（○印は出血箇所）

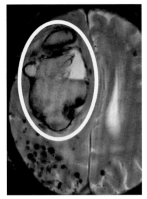

図4　右前頭葉皮質下出血
（○印は出血箇所）

また、脳の血管の奇形や脳腫瘍が見つかった場合は、それぞれの病気の特徴にあわせて複雑な手術を行います。

手術以外の治療としては、まず出血が大きくならないように点滴で血圧を下げます。そのほか、出血によって周囲の脳がむくみを起こすことがあり、その場合には、むくみを取るために点滴治療を実施することもあります。さらに、脳出血を起こした場所の周辺の脳が異常に興奮して、患者さんが痙攣（けいれん）を起こした場合は、点滴や内服で痙攣を止める治療をすることもあります。

脳出血の治療

大きな脳出血では、手術によって出血を取り、その後リハビリをすることで、症状が改善する可能性がある場合にのみ急いで手術を行います。

手術では、全身麻酔をかけて頭の皮膚を切ったり、頭の骨を外して（手術が終わるときに戻します）行うため、心臓が悪い方や高齢な方の場合は手術自体が行えない場合もあります。

手術を行えるのは、脳の表面に近いところでの脳出血や、脳の間を通って出血した場所まで辿り着ける場合です。また、脳の一部を通っても障害が出ない場所であれば手術を行いますが、脳幹や視床という脳の深い所に出血した場合は、手術を行わないことが多いです。

脳出血は予防がとても重要

脳出血のほとんどは、高血圧が原因となっているので、普段から血圧を測定し、適切な値にしておくことが重要です。

具体的には、上の血圧（収縮期血圧といいます）を140よりも低くしておくことが大事です。また、普段の食生活でも塩分を控えめにして、血圧が高くならないようにしておくことが重要です。特に脂質異常症や糖尿病など、ほかの生活習慣病がある方や、脳梗塞（のうこうそく）や心臓病などで血液をサラサラにする薬を飲んでいる方では、上の血圧は130よりも低くしておく必要があります。

家族の中に脳腫瘍や脳血管の奇形の診断を受けたことがある方がいる場合は、若い方でも一度検査を受けることをお勧めします。

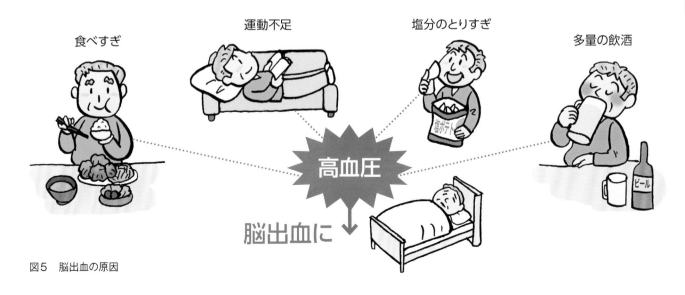

食べすぎ　運動不足　塩分のとりすぎ　多量の飲酒

高血圧

脳出血に

図5　脳出血の原因

危険な病気
くも膜下出血の治療・予防

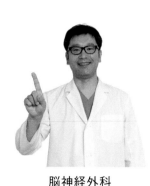

脳神経外科
部長
住吉 学
すみよし まなぶ

くも膜下出血とは

くも膜下出血とは、脳卒中（急に脳の血管が詰まったり破れたりする病気）の1つで、脳を覆うように存在する「くも膜下腔」という場所で出血が起こります（図1）。危険な病気で、治療できずに亡くなったり、後遺症で元の生活に戻れないこともあります。

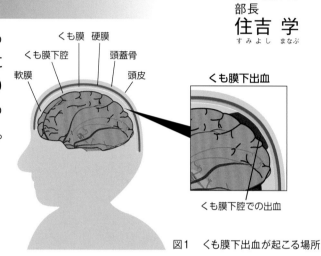

図1　くも膜下出血が起こる場所

くも膜下出血の症状

急に始まり短時間で最大となるような「突然の激しい頭痛」が典型的な症状です。「嘔気（吐き気）・嘔吐」を伴うことが多く、重症になると「意識障害」もみられます。ただし、軽い頭痛のみで歩いて外来へ来られる患者さんもおり、診断には注意が必要です。

くも膜下出血の診断と出血源の検査

くも膜下出血はCTやMRIで画像検査を行ったうえで診断します。くも膜下出血の診断が確定したら、出血の原因を調べます。頭部の血管を観察するための検査にはMRAや「造影剤」という薬を使うCTA、脳血管撮影があります。

くも膜下出血の主な原因は、「脳動脈瘤」という血管にできた瘤（こぶ）が破れることです。そのほかの原因としては、「脳動静脈奇形」「脳動脈解離」などの血管異常や外傷（けが）があります。

以下では、最も多い脳動脈瘤破裂によるくも膜下出血について説明します。

くも膜下出血の治療

脳動脈瘤が破れると勢いよく出血し、脳へダメージを与えます。血栓という「かさぶた」ができることで出血は止まりますが、一時的な止血に過ぎず再出血しやすい状態です。

破れた瘤から出血が起こらないようにするには手術が必要です。手術には「クリッピング術」と「コイル塞栓術」があります。いずれも瘤の中に血液

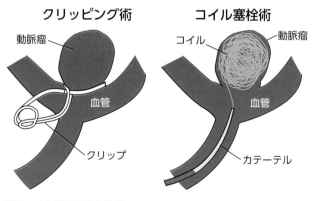

クリッピング術

動脈瘤

血管

クリップ

コイル塞栓術

コイル

動脈瘤

血管

カテーテル

図2　くも膜下出血の治療

が入らないようにする方法です。

「クリッピング術」は瘤の根本にクリップをかけて瘤を閉鎖する方法で、「コイル塞栓術」は瘤の中にコイルを詰めていく方法です（図2）。

くも膜下出血の特徴として、出血後に起こる合併症が挙げられます。主な合併症には「脳血管攣縮（のうけっかんれんしゅく）」と「水頭症」があります。原因はいずれもくも膜下腔に溜まった血腫（けっしゅ）（血の塊（かたまり））です。くも膜下出血後、少し時間を経て起こってきます。

「脳血管攣縮」は脳の血管が縮んでしまうものです。くも膜下出血後、4～14日頃に起こりやすく、縮みが強いと「脳梗塞（のうこうそく）（脳の血流が足りず脳が死んでしまう病気）」となり、「手足の麻痺（まひ）」や「言葉の障害」などが残ることもあります。

「水頭症」はくも膜下出血後、1か月くらい経ってから起こりやすく、頭の中に水が溜まることで「認知症状（もの忘れ）」や「歩行障害（うまく歩けなくなる）」などが起こります。

「脳血管攣縮」に対しては、薬（血管の縮みを抑える薬や脳梗塞予防の薬など）を使って治療したり、非常に強い攣縮に対してはカテーテル治療を行うこともあります。「水頭症」に対しては、「シャント術」という手術を行い、頭に溜まった水をチューブを通じて腹部へ排出することで症状

の改善が得られます。頭から腹部へ水を排出する「脳室 - 腹腔（ふくくう）シャント術」と頭から腰へつながっている水を腰から腹部へ排出する「腰椎 - 腹腔シャント術」があります（図3）。

くも膜下出血を予防するには？

脳動脈瘤の危険因子（できやすい要因）として、喫煙、大量飲酒（1週間に150g以上のアルコール）、高血圧、家族歴（血縁者にくも膜下出血を起こした人がいる）などが挙げられます。脳卒中の予防にも共通しますので、以下のことを心がけましょう。

- ・減塩（塩分の過剰摂取は高血圧の原因、「うすあじ」を意識）
- ・禁煙（喫煙している方はタバコを止める）
- ・節酒（お酒は週に2日は休肝日をとり、飲みすぎないように）

「脳動脈瘤」が破裂を起こす前に発見された状態を「未破裂脳動脈瘤」といいます。未破裂脳動脈瘤のほとんどは無症状ですが、ほかの病気の検査や脳ドックなどで偶然、発見されることが増えてきています。未破裂脳動脈瘤が見つかった場合は、年齢や脳動脈瘤の部位・大きさ・形状などを総合的に判断して手術を行うか、経過観察とするのかを決めていきます。

日本人の脳動脈瘤の保有率は約4%といわれており、決して珍しいものではありません。脳ドックは脳動脈瘤だけでなく脳卒中全般の検査を行うので、自分の脳の状態を把握できるだけでなく、場合によっては早期発見につながり、突然の発症を防ぐことができます。

特に親子・兄弟で2人以上に脳動脈瘤が見つかっている方や、多発性囊胞腎（たはつせいのうほうじん）のある方は脳動脈瘤の発見率が高いため、積極的な検査をお勧めします。

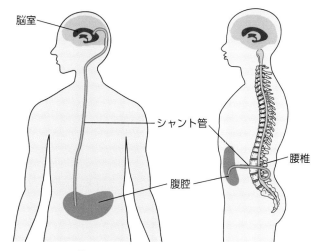

| 脳室－腹腔シャント術 | 腰椎－腹腔シャント術 |

脳室
シャント管
腰椎
腹腔

図3　シャント術

くも膜下出血を予防しよう
脳動脈瘤クリッピング術

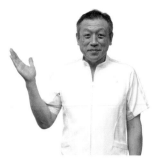

札幌孝仁会記念病院
脳神経外科
院長 兼
福島孝徳脳腫瘍・
頭蓋底センター長
入江 伸介
いりえ　しんすけ

脳動脈瘤とは

脳動脈の一部が膨らみ血管壁が弱くなったものを脳動脈瘤（のうどうみゃくりゅう）といいます。成人の2～5％程度で発生するとされ、動脈瘤が破裂するとくも膜下出血（まくかしゅっけつ）をきたします。破裂率は年間0.5～1.0％とされていますが、動脈瘤の大きさや形態によって異なります。大きなもの、瘤（こぶ）が不整形、多発瘤などが破れやすいとされています。

くも膜下出血とは

動脈瘤の破裂によって発症する病気で、その症状は突然の激しい頭痛、嘔吐（おうと）、意識障害などです。患者数は、日本人だと人口10万人に対し1年間に20人程度といわれています。くも膜下出血を発症すると、死亡するか重度の障害が残る重篤な状況に陥る人が半数以上で、予後（今後の症状について医学的な見通し）の厳しい病気です（図1）。

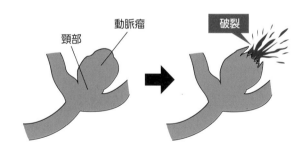

図1　くも膜下出血のイメージ図

動脈瘤を見つけるためには

動脈瘤はほとんどの場合破裂しなければ無症状です。脳ドックや頭痛・めまいなどの症状で検査を受けた際の脳血管検査で見つけることができます。MRA（脳血管、特に脳動脈の形態を立体画像化する検査）を用いた脳血管検査は無侵襲（むしんしゅう）（体に負担のない）で高精度な脳血管検査ができます。最新のMRAでは1～2mmの脳動脈瘤も鮮明に描出できます（図2）。

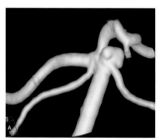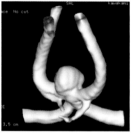

図2　MRA画像
左：前交通動脈瘤　右：脳底動脈‐上小脳動脈分枝部動脈瘤

くも膜下出血を防ぐためには

未破裂脳動脈瘤の場合、治療の適応は5～7mmとされています。ただし、①さまざまな症状が出る脳動脈瘤、②発生部位が後方循環や前交通動脈、内頸動脈（ないけいどうみゃく）から後交通動脈部が分岐する部位などに存在する動脈瘤、③ブレブ（不整形な突出）があるなど不規則な形のものなど、これら形態的特徴を持つ動脈瘤については破裂しやすいとされているため、5mm未満でも積極的な治療が考慮されます。治療法としては開頭術で行うクリッピング術とカテーテル（医療用の細い管）によるコイル塞栓術（そくせんじゅつ）があります。

クリッピング術ってなあに

　脳動脈瘤クリッピング術は、脳神経外科で広く行われている手術手技の1つです。開頭して動脈瘤を直視下に、その頸部を専用のクリップを用いて閉鎖し、動脈瘤を根治（完全に治すこと。治癒）する手術手技です。頸部を閉鎖して動脈瘤への血流を遮断することで正常な還流を温存し、破裂を防止することができます（図3）。

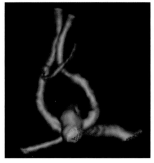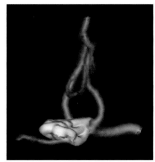

図3　クリッピング術前（左）と後（右）の頭部造影CT検査（CTA）画像

低侵襲なクリッピング術

　未破裂脳動脈瘤の治療では、術後の早期社会復帰が必須です。そのためには患者さんの体に負担の少ない（低侵襲な）鍵穴手術による脳動脈瘤手術が非常に有効です。当院では、小さな皮膚切開と小開頭で脳にやさしい鍵穴手術手技によるクリッピング術を積極的に行っています。鍵穴手術には眉毛の上の3cm程度の皮膚切開で行うペルネツキー法、こめかみの辺りや額中央部の小開頭からアプローチする方法などがあります。

鍵穴手術の実際

　代表的な鍵穴手術であるペルネツキー法の症例をみていきます。「図4」のような眉上3cm程度の皮膚切開で、開頭は「図5」の3D-CTで示した

2×3cmの非常に小さな入口からアプローチします。この鍵穴から手術用顕微鏡を駆使して内部の展開を行うことにより、動脈瘤周囲の展開は従来の開頭と変わらないほど十分にでき、より安全なクリッピングに努めることが可能です。クリッピング前後の動脈瘤の状態を「写真」に示しています。この術式は術中の脳への負荷が最小限で、術後の創の痛みも少なく回復も早いとされています。

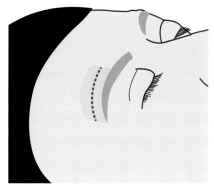

図4　皮膚切開と開顔部位

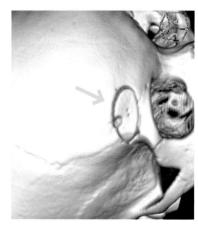

図5　3D-CT（黄色矢印：開頭の入口）

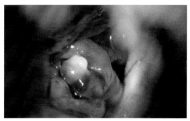

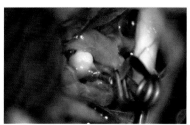

写真　クリッピング前（上）と後（下）の術中写真

頭を切らずに
脳動脈瘤を治療する
脳血管内手術

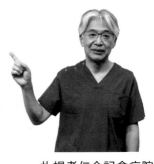

札幌孝仁会記念病院
脳神経外科
統括診療部長 兼
脳卒中センター長 兼
脳血管内治療センター長
片岡 丈人
（かたおか たけと）

脳動脈瘤とは

脳動脈瘤は、血管がコブ状に膨らむ病気です。動脈瘤が破れると、くも膜の下に血液が広がり、激しい頭痛が起こります。意識がなくなったり、亡くなったりする場合があります。

また、大型の動脈瘤では脳神経を圧迫して、物が二重に見えたり、視力が悪化したりするなどの脳神経麻痺が起こる場合もあります。

脳血管内手術とはどんな治療？

脳血管内手術は、細い管（カテーテル）を、足の付け根や手首の血管から挿入して、頭を切開せずに、脳の病気を治療する方法です。代表的な対象疾患の1つが脳動脈瘤です。

治療で体に創がつく部分は、カテーテルを刺入した足の付け根、あるいは手首の2～3mmのみで、創の表面を縫合する必要もありません。頭部を全く切開しないため、創の痛みがなく、退院、社会復帰が早くなります。感染症の心配もありません。外見上の変化が何も起こらないことも、治療のストレスが軽減される一因となります。

脳動脈瘤に対する脳血管内手術の現在

脳動脈瘤を治療する方法の代表は、コイルという器具を使用する方法です。コイルは髪の毛よりも細いプラチナ製の素線を、コイル状に巻いたも

ので、直径はタコ糸よりも細い0.3mm前後です。コイルには、非常に多くの形状、長さのバリエーションがあって、動脈瘤の大きさに合わせて適切なものを選択します。

細いカテーテル（直径0.5mm）の先端を動脈瘤の中に入れたら、カテーテルからコイルを押し出していきます。コイルは柔らかいので、動脈瘤よりもわずかに大きなコイルを選択すると、動脈瘤の壁にへばりつくように、挿入されていきます。コイルはカテーテルから押し出すための柔軟なワイヤーと接続されていて、引き戻したり、再挿入したりしてよい形状に入るように調整が可能です。

コイルがすべて動脈瘤の中に入ると、電気的あるいは機械的にコイルを切り離します。この操作を繰り返し、徐々に小さいコイルを動脈瘤の内部に充填（詰める）し、動脈瘤の中に血液が流れないようにします（コイル塞栓術、図1）。

現在のコイルとほぼ同様のものが、脳動脈瘤治療の器具として、日本で保険承認されたのは1997年で、すでに四半世紀が経過し、現在は日本で7社がコイルを販売しています。このことは、コイルが脳動脈治療の器具として、広く一般化し、多くの改良が加えられ、標準的な治療の1

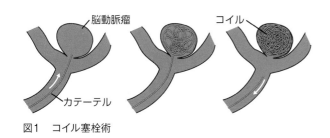

図1　コイル塞栓術

可能な器具です。網目が細かいため、動脈瘤の中に流れ込む血流の速度が遅くなり、血液の停滞が起こり、徐々に動脈瘤が血栓化（けっせん か）（血液の塊（かたまり）に変化）します。また、フローダイバーターの表面を内皮細胞が覆い、フローダイバーターを骨格とした新しい血管壁が形成されます。完全に閉塞されると、治癒（ち ゆ）に近い効果が得られます（図3）。

つになったことを意味しています。

　しかし、コイル単独では、動脈瘤内に留置できない場合が多々あります。動脈瘤の入口が広いと、コイルが動脈瘤から出てきてしまうからです。そこで開発されたのが、ステントという器具です。柔らかい網目状の筒で、コイルと同様に、細いカテーテルから押し出して使用します。

　動脈瘤の出ている血管の中にステントを留置すると、ステントの網目が動脈瘤の入口（おお）を覆うため、動脈瘤の中に入れたコイルが血管の中に出てこなくなります。また、動脈瘤の中に密にコイルを入れることが可能になります（図2）。

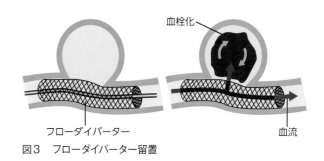

図3　フローダイバーター留置

　フローダイバーターは、2015年に国内で使用が始まり、現在は金属表面に血栓ができにくい処理を施した第3世代のものが使用可能となっています。そのほかに2社のフローダイバーターも使用できます。また、コイルの代わりに動脈瘤内部に留置するメッシュ状の球体の使用も開始されています（図4）。

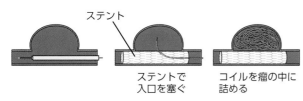

図2　ステント併用コイル塞栓術

　脳動脈瘤治療用ステントが日本で使用可能になったのは2010年からです。現在、ステントは3社の製品が使用可能です。

　次のステージとして、フローダイバーターという治療器具が登場しています。動脈瘤の出ている血管の中に留置するだけで、動脈瘤を閉塞（へいそく）させることが可能です。

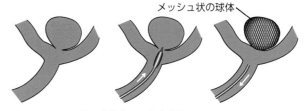

図4　メッシュ状の球体を用いた塞栓術

　このように、脳動脈瘤に対する脳血管内手術は、新しい技術や、既存の製品の改良が繰り返されています。

　しかし、すべての治療法には、利点と欠点があるため、症例ごとに十分な検討がなされ、安全かつ有効な方法を選択することが重要になります。

フローダイバーター

　フローダイバーターは、ステントの一種ですが、網目が非常に細かく、単独で動脈瘤の閉塞が

脳腫瘍に対する鍵穴手術

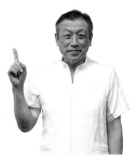

札幌孝仁会記念病院
脳神経外科
院長 兼
福島孝徳脳腫瘍・
頭蓋底センター長

入江 伸介
（いりえ　しんすけ）

良性の脳腫瘍とは

良性の脳腫瘍としては、髄膜腫や神経鞘腫、下垂体腺腫が代表的なものとして挙げられます。これらの多くは手術によって摘出可能であれば完治できる病態です。しかし脳神経や脳血管を巻き込んでいるような場合も多く、摘出には正常組織にやさしい手術が必須です。

福島式鍵穴手術

　福島式鍵穴手術とは、脳外科手術で必要な開頭の範囲を最小限にとどめ、患者さんの身体的な負担とリスクを抑える術式です。従来の開頭手術と比較して、非常に小さい範囲の開頭で手術を行うため皮膚切開も小さくなり、術後の回復も早くなります。この術式の実践には熟達した外科手術の技術が必要です。

鍵穴手術の方法

　「図1」は「従来の開頭」です。大きく頭蓋骨を開け腫瘍を取ります。開頭範囲が広く、周囲の脳を十分に避けなくてはなりません。

　「図2」は「福島式鍵穴手術」です。小さく開けた開窓部から大きな術野（手術を行う、目で見える部分）を得て腫瘍を取ります。手術をする際の開頭範囲を小さくして脳にやさしい手術をすることで、患者さんへの手術侵襲（手術による体の負担）を少なくします。このためには開頭をする場所が重要で、正確な解剖学的知識と術者の経験が必要となります。

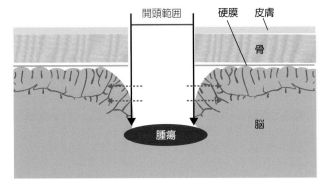

図1　従来の開頭

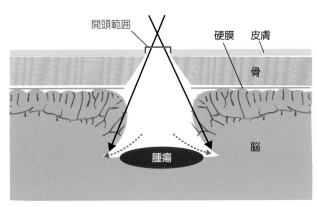

図2　福島式鍵穴手術

鍵穴手術の症例1
（嗅窩部髄膜腫）

　髄膜腫は脳を包んでいる髄膜（硬膜・くも膜）から発生する腫瘍です。今回提示している症例は嗅窩部と呼ばれる嗅神経が、においの細胞と交通する部位の髄膜から発生した腫瘍です。

　従来の方法だと、額の中心から耳の前まで大きく切開し、こめかみの辺りを中心とした大きな開頭で摘出されていました（前頭側頭開頭といいます）。鍵穴手術の技術を用いると、眉の上から、3cm程度の小さな開頭で摘出が可能です。「写真1」は開頭位置・範囲、「図3」は術前後の画像です。腫瘍が全摘されているのがわかります。

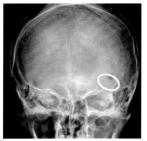 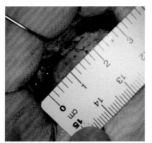

開頭位置　　　　　　　　開頭範囲

写真1　嗅窩部髄膜腫における鍵穴手術

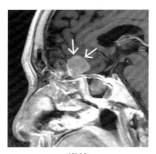 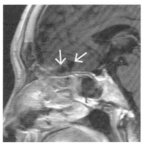

術前　　　　　　　　　　術後

図3　嗅窩部髄膜腫のMRI

鍵穴手術の症例2
（聴神経腫瘍）

　聴神経腫瘍はめまい、耳鳴り、聴力低下などで発症する良性腫瘍で、聴神経の中でもバランスに関係する前庭神経から発生する腫瘍です。周囲には顔面神経などの脳神経が近接しているため繊細な手術が必要で、鍵穴手術の良い適応です。「図4」は開頭位置と皮膚切開の範囲、「図5」は術前後の画像です。腫瘍が摘出され良好な手術結果であることがわかります。

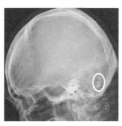 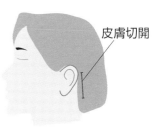

皮膚切開

開頭位置　　　　　　　皮膚切開の範囲

図4　聴神経腫瘍における鍵穴手術

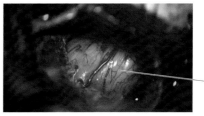

腫瘍

写真2　腫瘍摘出前の術中写真

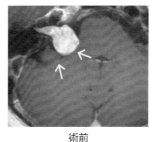 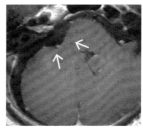

術前　　　　　　　　　　術後

図5　聴神経腫瘍のMRI

Column　患者さんにやさしい手術を

　鍵穴手術は入口を小さくすることで術後の疼痛（痛み）などが軽減されることはもちろん、頭の中での操作にも高度で繊細な技術が用いられており、脳への過度な圧迫等の負担も軽減されています。

　細部の剥離なども専用の手術器具で適切に行うことができます。その結果、患者さんに負担の少ないやさしい手術を提供しています。

あなたの手足のしびれ
や痛みは脊髄由来？

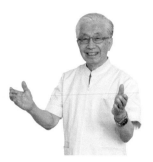

脳神経外科
脊椎・脊髄センター
センター長
中川 洋
なかがわ ひろし

脳神経外科で対応する脊椎脊髄疾患とは

脳疾患では説明できない「手足のしびれや痛み、頸（くび）・肩・背中・腰の痛み」は、脊椎・椎間板・靭帯の変性や、脊髄そのものに由来することがあります。脳神経外科専門医だからこそ、脳疾患を否定し、脊椎脊髄の病変を特定することができます。当院では、脳神経外科の専門知識と経験を生かし、脊椎脊髄の手術治療にも対応しています。開院以来、年間200件程度の手術を継続して行っています。

脊椎脊髄疾患による主な症状

　脳疾患では一側（片側）の手足の力の入りにくさ・しびれが出るのが通常ですが、脊椎脊髄疾患の場合は片側の上肢のみ、両上肢のみ、片側の下肢のみ、両下肢のみ、あるいは四肢とさまざまです。

　また、上肢と一言で言っても、複数の神経が運動・感覚を支配しており、手のどこに痛みやしびれがあるのかを詳しく聴取し、神経学的検査を行う必要があります。さらに、CT・MRI検査などを行って撮影した画像上の問題点が症状・所見と一致するかを詳しく見比べることが重要です。くび・肩・背中・腰の痛みは神経支配で説明困難なことも多く、痛みが起こる状況・姿勢なども考慮し、原因を特定するようにしています。

＊1 上肢：上腕・前腕・手
＊2 下肢：大腿・膝・下腿・足
＊3 四肢：両手・両足

検査

　人間は二足歩行であり、立位での評価が欠かせません。立位でのX線検査では、骨の変形や不安定性、椎間板の変性を評価します。CT検査では骨の構造、靭帯・椎間板の骨化がないかを確認し、MRI検査では骨・脊髄・椎間板の異常信号がないか、脊髄・神経根の圧迫がないかを確認します。

　昔は腰から針を刺して、造影剤を注入し、脊髄造影を行っていましたが、現在はほとんどの患者さんに対して行っていません。X線・CT・MRIを総合的に見合わせることで、問題点は解明できると考えています。

　腰椎病変では、画像上に複数の病変があったり、原因がどこにあるか特定できない場合に限り、神経根ブロック（神経根周囲に針を刺して麻酔を打つことで痛みが消えるかどうか）を行うことがあります。

顕微鏡下手術

　手術はより体に負担の少ない方法で行えるよう検討しています。脊椎の形を整えることではなく、症状の原因を取り除き、脊髄症状・痛みをとることを目的としています。

　脳の手術と同じように顕微鏡下で行うことで、より小さな皮膚切開で、より安全に手術を行うことができると考えています。また、ほぼすべての手術を神経モニタリング下に行っています。手術

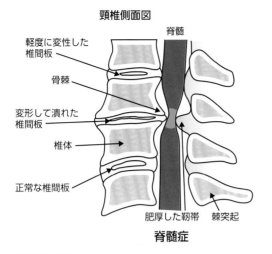

頸椎側面図

軽度に変性した椎間板
骨棘
変形して潰れた椎間板
椎体
正常な椎間板
脊髄
肥厚した靭帯
棘突起

脊髄症

①頸髄の圧迫
肥厚した靭帯・変性した椎間板・骨棘（こつきょく）により脊髄が圧迫されている

頸椎横断図

椎間板変性により生じた骨の出っ張り（骨棘）
神経根
椎間板
脊髄
圧迫された神経根
棘突起

神経根症

②神経根の圧迫
椎間板変性・骨棘により神経根が圧迫されている

図1　頸椎の疾患

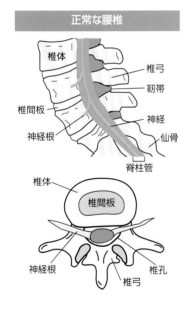

正常な腰椎

椎体
椎弓
靭帯
椎間板
神経
神経根
仙骨
脊柱管
椎体
椎間板
神経根
椎弓
椎孔

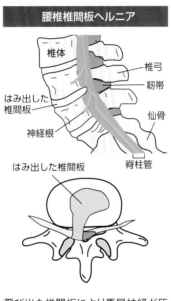

腰椎椎間板ヘルニア

椎体
椎弓
靭帯
はみ出した椎間板
神経根
仙骨
脊柱管
はみ出した椎間板

飛び出た椎間板により馬尾神経が圧迫されている

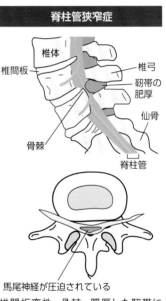

脊柱管狭窄症

椎体
椎間板
椎弓
靭帯の肥厚
仙骨
骨棘
脊柱管
馬尾神経が圧迫されている

椎間板変性・骨棘・肥厚した靭帯により馬尾神経が圧迫されている

図2　腰椎の疾患

中に脊髄・神経に負担がかかれば神経モニタリングに異常な反応が出るため、より脊髄・神経に対する負担を最小限に抑えながら手術することができます。

大事なこと

　脊髄脊椎疾患はほとんどが命にかかわらない病気ですが、運動障害・感覚障害あるいは痛みのた

めに日常生活に支障をきたします。手術は正常な構造を破壊することでもありますが、適切な治療時期を逃すと、症状が残存する可能性が高くなります。上肢運動障害、歩行障害、手足の痛みやしびれ、頸部痛（けいぶつう）・肩痛・背部痛・腰痛でお困りの患者さんは、ぜひ脳神経外科に相談してください。

心臓弁膜症に対する低侵襲手術

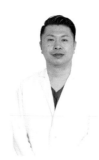

心臓血管外科
副院長 兼
心臓血管外科部長
木村 文昭
（きむら ふみあき）

心臓弁膜症とは

心臓は、心房と心室という部屋に分かれており、右側と左側にそれぞれあります。したがって、心臓には計4個の部屋があります。各部屋の間にはそれぞれ逆流防止弁がついており、この弁により心臓の中の血流は一方向性に流れています。

それぞれの弁は付着している部位により、大動脈弁（左心室と大動脈）、僧帽弁（左心房と左心室）、肺動脈弁（右心室と肺動脈）、三尖弁（右心房と右心室）の4つがあります（図1）。この心臓弁が硬くなって開きにくくなったり（狭窄）、壊れてしまって逆流する（閉鎖不全）と心臓に負担がかかり心不全を発症します。これが心臓弁膜症です。大動脈弁や僧帽弁の機能障害による心臓弁膜症が問題になることが多いです。

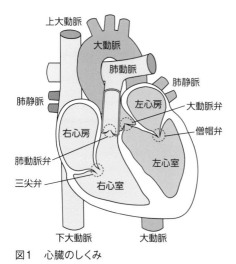

図1　心臓のしくみ

その疲れやすさ年齢のせいだと思っていませんか？

心臓弁膜症は、弁の機能障害により心臓に負担がかかっています。このため、軽い身体活動で心臓に負担がかかりすぎてきてしまい、息切れや倦怠感などの軽症心不全症状が現れます。

進行すると、日常生活を送っていても呼吸困難などが起こり、さらに重症化すると安静にしていても呼吸困難が現れ、重症心不全となり救急車で病院に搬送される方もいます。

最近、年のせいで疲れやすくなったと感じている方はいますか？ もしかしたら、心臓弁膜症が隠れている可能性があります。

検査と診断

心臓弁膜症の場合、まず心臓の聴診（聴診器で音を聴く）を行います。弁の場所で雑音が聴こえることがよくあり、聴診によって弁膜症が疑われることが多いです。

弁膜症が疑われた場合には、心臓超音波検査（エコー検査）を行います。エコー検査は、患者さんに体の負担をかけずに、心臓弁膜の状態を観察することが可能です。これにより、弁の状態（硬くなったり逆流していたり）を観察し、弁膜症の診断が確定します。

軽症や中等症の弁膜症の方は、定期的にエコー検査でチェックすることが必要です。重症となり、手術を含めた治療が必要になった場合には、心臓カテーテル検査や心臓MRI検査などでさらに詳しい検査をする必要があります。

心臓弁膜症に対する治療

　心臓弁膜症に対する治療は、薬物治療、カテーテル治療、外科手術の3つに分けることができます。

　薬物治療は、利尿剤や強心剤などにより心臓の負担を取り除くことで心不全症状を改善します。しかしながら、薬物で一時的に負担を取り除いても、機能不全となっている心臓弁膜が修復されたわけではないため、薬物治療のみでは、弁膜症の治療を完結することは難しいです。

　カテーテル治療には、カテーテル（医療用の細い管）を用いて新しい人工弁を植え込んだり、壊れた弁をクリップでつまんで直す方法などがあります。通常の外科手術よりも患者さんの体の負担が少ないという利点はありますが、欠点としては治療できる弁膜症（大動脈弁狭窄症や僧帽弁閉鎖不全症の一部）が限られている点があげられます。

　外科手術は、どのような弁膜症に対しても治療可能で、人工弁を植え込む「弁置換術」や自分の弁を修復する「弁形成術」などで治療を行います。しかし、胸部を切開し、人工心肺を用いて全身の血液循環を保ちながら心臓を停止する必要があるため、患者さんの体に負担がかかるという点が短所といえます。

体に負担がかからないカメラを使用した小さい創の手術

　心臓弁膜症に対する外科手術は、どのような弁膜症にも対応できるという長所がありますが、胸部を大きく切開し（20〜25cm程度、図2左）、人工心肺を使用するため、患者さんの体に負担がかかるという欠点があります。

　当院では、患者さんへの体の負担を軽減するために、胸腔鏡（カメラ）を用いて、小さい創（約7cm程度／右小開胸MICS、図2右、写真1）で心臓弁膜症に対する手術を施行しています（写真

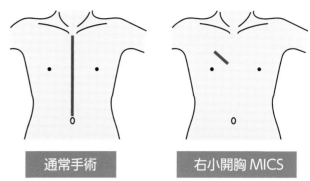

| 通常手術 | 右小開胸MICS |

図2　創の違い

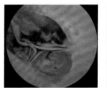 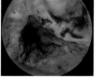 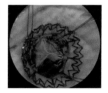

胸腔鏡下で弁を観察　　　弁を切除　　　　人工弁を留置
写真1　小開胸による大動脈弁置換

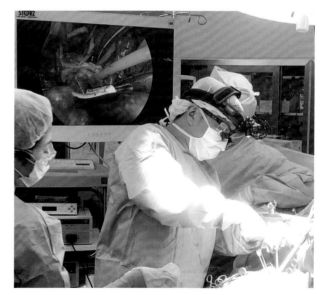

写真2　手術の様子

2）。年間に約30件の低侵襲心臓手術を実施し、釧根地区で唯一常時対応可能です（2023年12月現在）。

＊1 低侵襲：体に負担の少ない

大動脈瘤という名の サイレントキラー

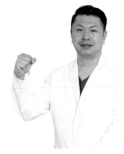

心臓血管外科
副院長 兼
心臓血管外科部長
木村 文昭
（きむら ふみあき）

大動脈瘤とは

心臓から全身へ血液を送る太い血管を大動脈といいます。この大動脈が動脈硬化などの原因で拡張し、瘤（こぶ）になる疾患を大動脈瘤（だいどうみゃくりゅう）といいます。風船と同じように、ある程度の大きさを超えると破裂する危険が高くなります。破裂した場合は死亡する可能性が高く、救命困難です。

破裂するまでほとんど症状がない怖い病気です

大動脈瘤は、胸部、胸腹部（胸とお腹の間（なか））、腹部など、どの部位で発生するかで分類します。

症状としては、胸部大動脈瘤では声がかすれる（嗄声（させい）、声帯の神経が瘤で圧迫されるため）、腹部大動脈瘤ではお腹がドクドクする（拍動性腫瘤（はくどうせいしゅりゅう））などが現れることがありますが、破裂するまで症状がない方が多いです。しかし、一度破裂すると胸痛や腹痛が現れ、ショック状態になり、早急な対応を取らないと出血死してしまいます。

このように、ほとんど症状がないことから、大動脈瘤はサイレントキラー（静かなる殺し屋）とも呼ばれています。

検査と診断

未破裂の大動脈瘤はほとんど症状がないため、偶然見つかることが多いです。まれですが、胸部大動脈瘤は、胸部X-p（いわゆるレントゲン）で異常な影として見つかることがあります。たいていは、ほかの疾患の検査のために撮影したCT検査で偶然発見されます。診断と治療方針の決定には、造影剤を使用したCTが非常に有用です。

治療適応（胸部 径5.5〜6.0cm、腹部 径4.5〜5.0cm）の大動脈瘤であれば、さらに心臓や脳の血管の検査を超音波やMRIを用いて施行します。

大動脈瘤に対する治療

大動脈瘤に関しては、残念ながら破裂を防止するような内服薬は存在しません。そのため、瘤の径が大きくなって破裂の危険が高まった場合は、手術が必要になります。

手術方法としては、大きく2つに分けられます。1つは、胸やお腹を開けて（開胸や開腹）直接瘤となっている大動脈を人工血管と取り換える（人工血管置換（じんこうけっかんちかん））手術です。もう1つは、足の付け根（鼠径部（そけいぶ））の動脈からカテーテル（医療用の細い管）を用いて瘤のある部位へ、バネ付き人工血管（ステントグラフト）を留置することで破裂を予防する手術（ステントグラフト内挿術（ないそうじゅつ）、図1）があります。

それぞれに、長所と短所があります。人工血管置換術は開胸や開腹が必要となり、体への負担が大きくなる短所がありますが、一旦、人工血管を置き換えると、かなり長期の耐用性を備えているため、術後の心配がないのが長所です。

一方、ステントグラフト治療は鼠径部を小さく切開するだけですむため、患者さんの体の負担が

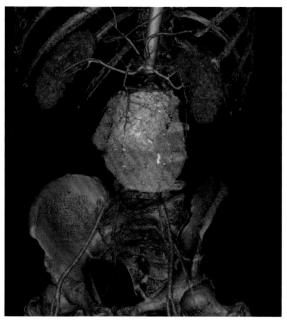
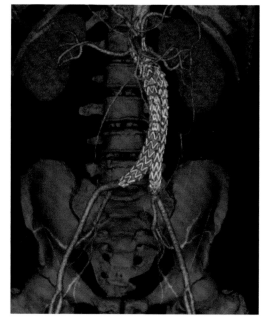

10㎝の腹部大動脈瘤　　治療前　　　　　　　　　　　治療後

図1　腹部大動脈瘤のステントグラフト内挿術

軽いという非常に有用な長所がありますが、瘤の形によっては治療できない場合もあるのが短所といえます。

　実際は、患者さんの全身状態や瘤の形などで、どちらの治療を選択するか決定しています。

釧根地区での大動脈瘤治療の現況

　釧根地区では、患者さんの高齢化が進行しているため、前述の手術において手術リスクが高くなる傾向があります。そのため、より低侵襲なステントグラフト治療が選択される場合が多いです（図2）。

　当院では、年間50件程度のステントグラフト治療を施行しています。釧根地区で唯一のハイブリッド手術室（カテーテル検査装置を兼ね備えた手術室、写真）があり、ステントグラフト治療が緊急の場合も含めて、いつでも対応可能です（2023年12月現在）。

＊1　低侵襲：体に負担の少ない

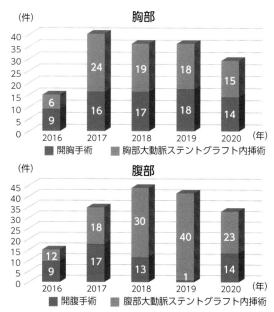

図2　当院における大動脈瘤症例の推移

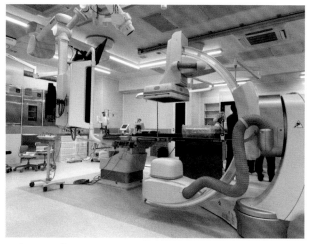

写真　ハイブリッド手術室（2020年9月1日から稼働開始）

狭心症・心筋梗塞に対する最新治療と予防

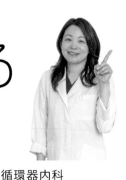

循環器内科
院長代行
（社会医療法人孝仁会
副理事長）
齋藤 礼衣
（さいとう　のりえ）

狭心症とは

狭心症には、大きく分けて労作性狭心症と冠攣縮性狭心症があります。

労作性狭心症は、冠動脈（心臓の筋肉に血液を送る血管）に狭窄（細くなること）があると、階段を昇る、重たいものを持つなどの労作時に胸部症状が出ます。

症状は、胸の圧迫感や締めつけ感、みぞおちの痛み、また放散痛といって肩や左腕、喉、歯の痛みが現れることもあります。安静にしたり、硝酸薬（ニトロ）の内服で治まります。

冠攣縮性狭心症は、冠動脈が痙攣発作を起こして血流が悪くなるために胸部の症状が出る狭心症です。治療は、痙攣発作が起きないよう薬物療法を行います。

狭心症の多くは労作性狭心症であり、動脈硬化によって冠動脈が狭くなることにより生じます。動脈硬化とは高血圧、高脂血症、糖尿病、腎臓病、喫煙、肥満、加齢などがリスクとなり、結果、血管の壁が厚くなり、硬くなってしまった状態（粥状硬化：コレステロールなどが蓄積した塊）のことを指します。

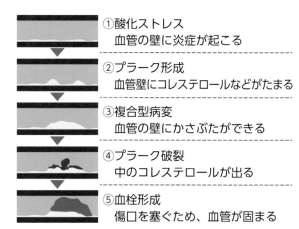

①酸化ストレス
　血管の壁に炎症が起こる

②プラーク形成
　血管壁にコレステロールなどがたまる

③複合型病変
　血管の壁にかさぶたができる

④プラーク破裂
　中のコレステロールが出る

⑤血栓形成
　傷口を塞ぐため、血管が固まる

図1　動脈硬化の進展

心筋梗塞とは

急性心筋梗塞とは、冠動脈内にできた動脈硬化が破裂して血栓（血の塊）が生じ、血栓により血管が閉塞し、心筋に血液がいかなくなってしまった状態を指します。心臓の筋肉が必要とする酸素や栄養が不足するため、心臓の筋肉がダメージを受け、心臓の動きが悪くなってしまいます。

狭心症と同じような症状の回数が増える、安静にしても症状が出る、30分以上続く、冷や汗が出る、意識が遠のく、硝酸薬（ニトロ）が効かない、そのような場合には心筋梗塞になっている可能性が高く、緊急で治療が必要となります。

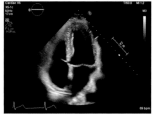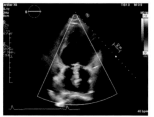

図2　心エコー

検査・診断

12誘導心電図、心臓超音波検査（心エコー）、冠動脈造影CT、核医学検査、運動負荷心電図、ホルター心電図（24時間心電図）などの検査を行い、心臓の機能や冠動脈（心臓の血

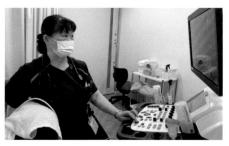

写真1
心エコー検査中の赤坂和美先生

管）の狭窄の有無、不整脈の有無などを調べていきます。狭窄があれば治療が必要になります。

治療

■ 狭心症

診断がついたら、心筋梗塞に至る前に薬物治療とカテーテル治療を行います。カテーテル（医療用の細い管）での治療が困難な場合には外科治療（冠動脈バイパス手術）が必要となります。

当科では、局所麻酔下で手や足の血管（動脈）からカテーテルを挿入し、冠動脈造影を行います。狭窄があれば、風船で拡張、ステント（特殊な金属でできた管）を留置するといったカテーテル治療を行います。近年では、薬物溶出性ステント、薬物溶出性バルーンといった新しい道具を使用しています。また、動脈硬化の進行が著しい病変にはロータブレーター、ダイヤモンドバック、ショックバルーンといった特殊な機械を用いて治療することもあります。

冠動脈バイパス手術は心臓血管外科で行う全身麻酔下の手術です。自分の胸や足から採取した血管を冠動脈につなげることにより、血液を確保する術式です。

■ 心筋梗塞

緊急でカテーテル治療、場合により緊急バイパス手術が必要となります。

少しでも早く血栓で詰まった冠動脈を再開通させる必要があります。発症から再開通までの時間が短いほど良く、90分以内に再開通することが生命予後（患者さんのその後の生活）を改善させるひとつの目安となっています。

心筋梗塞のような症状がある場合には、すぐに

かかりつけ医や救急に相談をすることをお勧めします。

病気にならないために

生活習慣病の予防が大切です。喫煙をしない、適度な運動をする、飲酒は適量を守るか飲まない、睡眠を7〜8時間とる、適正体重を維持するといったことが重要となります。

これにより、高血圧、高脂血症、糖尿病、腎臓病、喫煙、肥満といった動脈硬化の進行予防にもつながります。

病気がある場合には、降圧剤、高脂血症の治療薬、糖尿病薬など薬物治療の強化、塩分制限などの食事療法強化、運動療法、禁煙などを積極的に取り入れていく必要があります。

カテーテル治療は狭心症、心筋梗塞といった血管の治療のみならず、心臓弁膜症の治療も可能な時代となりました。当院でも今後、カテーテルでの心臓弁膜症治療ができるよう日々努力しています。

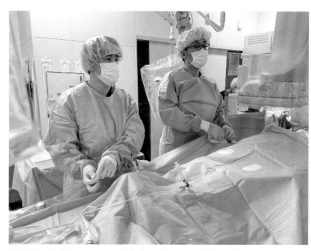

写真2　心臓カテーテル検査中の安孫子宗典先生（右）

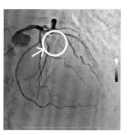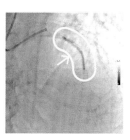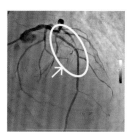

図3　心筋梗塞のカテーテル治療
（左：左前下行枝の完全閉塞、中：ステント留置、右：血流が回復）

症状からわかる？？
不整脈の危険度

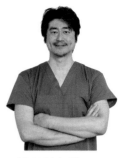

循環器内科
副院長
下重 晋也
しもしげ しんや

不整脈とは

正常ではない異常な脈をすべて不整脈といいます。脈が遅くなる徐脈性不整脈、脈が異常に速くなる頻脈性不整脈があり、そのほか脈拍数は正常でも心臓の電気の流れが異常ならば不整脈に含まれます。

不整脈の主な症状

　不整脈は、その種類や状態によって症状はさまざまです。一番多いのは動悸ですが、動悸は不整脈という病気以外でも感じることがあります。階段上ってドキドキ、ビックリしてドキドキ、恋してドキドキ、不安になってドキドキ、いずれも体の正常な反応による動悸なので心配はいりませんね。不整脈による動悸であったとしても、動悸は脈の圧を感じて起こるものですから実はあまり危険性は高くありません。慌てずに受診されるのがよいでしょう。

　症状がなければ安心かというと、そうでもありません。隠れている不整脈が原因となって心不全になったり、脳梗塞を発症したりすることもあるからです。定期健診で心電図検査を受け、もし異常を指摘されたら症状がなくても必ず受診しましょう。

　足のむくみが出てきた場合や、動いたときに呼吸がゼイゼイする場合は心不全の可能性があります。また、一瞬気が遠くなる、あるいは失神する場合は不整脈による脳虚血の可能性があります。いずれも早めの受診をお勧めします。

検査と診断

　不整脈はとても種類が多く、症状のみで正確な診断を行うことはほぼ不可能です。発作性の不整脈の場合は、不整脈が出ているときの心電図記録が重要です。治療を急ぐ必要がなければ、まずは外来検査で通常の心電図のほか、ホルター心電図（いわゆる24時間心電図）などで発作を見つけるようにします。危険性の高い不整脈が疑われる場合は、診断と治療を急ぐ必要がありますので、入院してカテーテル（医療用の細い管）を用いて人為的に不整脈の誘発を試みることもあります。

薬物療法

　薬物療法は、主に発作予防や持続時間の短縮、心拍数抑制、合併症予防などの目的で行います。発作予防効果は個人によって大きく異なり、非常

動悸

頻脈
↓
心拍数1分間に
100回以上

徐脈
↓
心拍数1分間に
60回未満

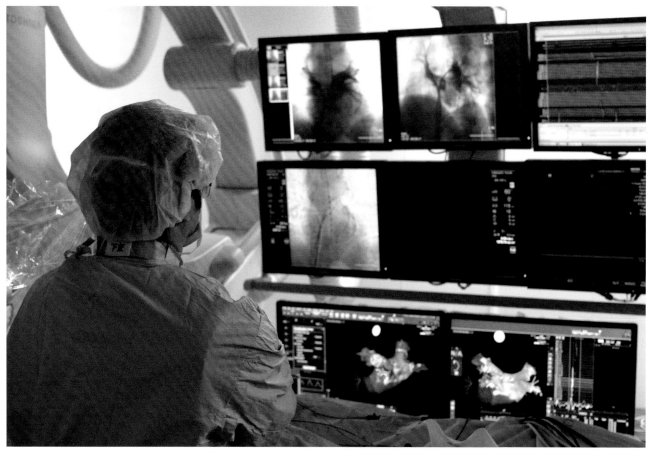

写真　当院でのカテーテルアブレーションの様子

に効果的な場合もありますが、まったく効かないこともあります。

　体への負担が大きい検査や治療を行う前に、まず薬物療法の効果を確認することもありますが、副作用のリスクや不整脈の状態に応じて非薬物療法を優先する場合もあります。

非薬物療法

　非薬物療法はデバイス（ペースメーカーやICDなど）を体に植込む、あるいは電極カテーテルを血管から心臓に進めて行う治療です。まれに出血や感染などの合併症を伴いますが、不整脈に対してより確実な治療効果を期待することができます。

　一般的に、徐脈性不整脈に対してはペースメーカー、危険性の高い致死性不整脈に対しては植込み型除細動器（ICD）、さらに心不全を伴う場合は両心室ペーシング機能付き植込み型除細動器（CRT-D）の植込みを行います。また、カテーテルアブレーション（写真）は不整脈の原因となっている部分に熱を加えることにより、不整脈を起こらないようにする治療であり、多くの頻脈性不整脈はカテーテルアブレーションで根治（完全に治すこと。治癒）することが期待できます。

　植込み型デバイスやカテーテルアブレーションは、現在もなお改良や進化を続けており、近年ではかなり高齢の方にもお勧めできるものになってきています。もし、不整脈によって何かお困りのことがありましたら、気軽に受診して相談をしてください。

心不全って、どんな病気？

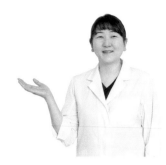

循環器内科
不整脈診療部
部長
山本 均美
やまもと ひとみ

心不全とは

心臓の機能が低下し、十分な血液を全身に送り出すことができない状態ことを心不全といいます。

原因はさまざまであり、心筋梗塞（しんきんこうそく）や心筋症（心臓の筋肉の異常）による心臓のポンプとしての機能低下、弁膜症、高血圧、不整脈などが挙げられます。心不全は慢性的に進行していくことが多い病気です。

心不全の主な症状

主な症状には息切れや疲労感、むくみ、動悸（どうき）などがあります。心不全では、心臓が血液を効率的に送り出すことができず、体に十分な酸素や栄養素を送り届けることができなくなります。その結果、これらの症状が引き起こされます。

腎臓（じんぞう）への血流も低下し、尿が出づらくなり水分が体に溜（た）まるとむくみが出ます。また、肺に水が溜まりやすく、咳が出たり夜間息苦しくて眠れない（起座呼吸（きざ））といった症状も現れます（図1）。

検査・診断について

心電図、X線写真、CT検査、心エコーや血液検査などにより診断します。必要であれば、入院してカテーテル検査を行います。カテーテル検査では、手首や足の付け根の血管から細い管（カテーテル）を入れ、心臓の筋肉を養う血管に詰まりがないかを調べたり、心臓の機能や負担のかかり具合を調べます。心臓の筋肉の状態を調べるために、筋肉を一部取って調べる心筋生検を行うこともあります。

心不全の治療

心不全によって引き起こされている症状を改善するために、薬物療法を行います。

むくみを取るための利尿剤や、弱ってしまった心臓を休ませて保護する内服薬を数種類組み合わせて治療を行います。現在、心不全に対する薬物療法は非常に発展しており、日々新しい薬が開発されています。

いずれも患者さんの様子を見ながら慎重な調整が必要です。薬物療法によって心不全の悪化を予防したり、心臓の機能が回復してくる患者さんも

血のうっ滞*1	ポンプ機能の低下
息切れ / 呼吸困難	疲れやすい
むくみ	冷感
	不眠

*1 うっ滞：静脈の流れが滞ること

図1　心不全の症状

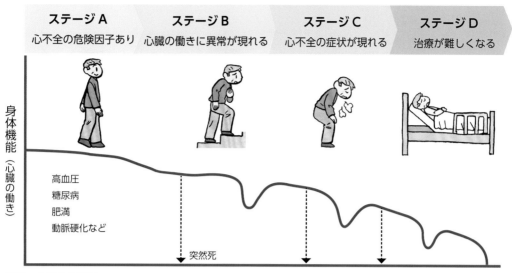

ステージA	ステージB	ステージC	ステージD
心不全の危険因子あり	心臓の働きに異常が現れる	心不全の症状が現れる	治療が難しくなる

身体機能（心臓の働き）

高血圧
糖尿病
肥満
動脈硬化など

突然死

図3　心不全の進行

います。非常に重要な治療です。

　心不全の治療には、食事療法や生活習慣の見直しも必要です。塩分制限は、心不全の原因の1つである高血圧症の管理としても非常に重要で、適度な運動や禁煙なども推奨されます。このため、入院中には栄養指導や、心臓の機能に応じたリハビリテーションを行います。

　心不全の原因に応じた治療を行います。心不全の原因として1番多い狭心症や心筋梗塞に対しては、心臓の筋肉を養う冠動脈を広げるカテーテル手術や、必要であれば冠動脈バイパス術を行います。弁膜症が原因の場合は、弁置換術や弁形成術などの手術療法が適応になります。

　大動脈弁狭窄症は高齢者にとても多い病気ですが、近年では、体への負担が少ない弁置換術や、カテーテルでの弁膜症手術も可能となっていま

す。心臓の機能が低下している方の中には、両心室ペースメーカー（心臓再同期療法、図2）治療が有効な場合もあります。心房細動などの不整脈が心不全に関与している場合には、カテーテルアブレーションという不整脈の根治治療[*2]を行うこともあります。

＊2 根治：完全に治すこと。治癒

心不全は、予防が大事！

　心不全は、悪化させないための予防が非常に重要です。心不全は進行すると心臓の機能が低下していきます（図3）。まずは健康な生活習慣を維持するために、定期的な運動や塩分制限（塩分6g／日）、適切なカロリーなどの食事を心がけてください。塩分摂取が多いと、体の中に水分が溜まりやすくなります。また、喫煙や過度の飲酒も避けましょう。

　内服薬を継続することも重要です。調子が良くても、自身の判断で減らしたり止めたりしないようにしてください。定期的に病院を受診し、薬を調整してもらうようにしてください。

　心不全は長く付き合う病気ですので、自己管理も重要です。血圧や体重測定などを習慣づけて、血圧上昇や体重の急激な増加などがあれば早めに受診をするようにしましょう。

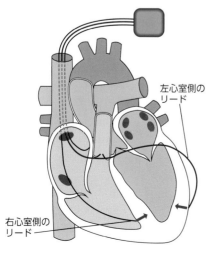

左心室側のリード

右心室側のリード

図2　両心室ペースメーカー

健康寿命の延伸に向けて
～高度健診センターの役割～

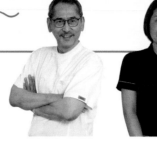

少子高齢化が進むわが国では、高齢者の占める割合が過去最高の約29％となっています。このままでは医療費や介護費が年々増え続け、社会保障制度の維持が困難になると考えられます。そのため、高齢者は生涯現役であり、若者は毎日健康に働けるよう、日頃から健康維持に努める必要があります。

高度健診センター・
PETセンター
センター長
秀毛 範至
しゅうけ　のりゆき

事務部
健診事業課
課長
大友 美智代
おおとも　みちよ

● 北海道の高齢化と健康寿命

健康寿命とは、平均年齢から寝たきりや認知症などの介護状態の期間を差し引いた期間を指します。

つまり、日常生活に制限がなく自立した状態で過ごせる期間のことで、日常生活に制限がある期間が長くなるにつれて医療費や介護費がふくらみ、公費負担が増大する要因になります。

特に、北海道では人口減少が年々進んでいる一方で、高齢者人口は増加しているのが現状です。

全国の高齢化率が約29％であるのに対し、北海道の高齢化率は約32％です。

この状況からみて、平均寿命と健康寿命の差を縮めることがとても重要です。

また、北海道ではがんによる死亡率が全国を上回っているにもかかわらず、がん検診の受診率は全国平均を下回っており、検診の受診率を上げることが大きな課題となっています。

● 高度健診センターの取り組み

当センターでは、3T高磁場MRI、320列多検出器型CT、そしてPET/CTを用いて、発症する

と長期治療が必要な病気の早期発見をめざし、健診を積極的に行っています。

三大疾病といわれるがん・心臓・脳の病気を早期に発見するための「三大疾病ドック」、道東地区で最も死亡率の高い肺がんの早期発見のための高画質／短時間／低被ばくで受けられる「肺CT検査」、また、若い女性に増えつつある子宮頸がんの原因とされているHPV（ヒトパピローマウイルス）の感染を検査キットで調べる「HPV自己採取検診」なども実施しています。

さらに当センターでは、自治体が主導で行っている各種がん検診や特定健診、各企業の定期健診など、受診者のニーズに沿った健診を行っています。

また、健診結果に異常があった場合は、速やかに医療と連携して病気の早期発見・早期治療に尽力しています。

● PET/CTを用いたがん検診

当センターでは、がん診療に役立つ画像診断法であるPET/CTを用いたがん検診を実施しています。

PETとは、ポジトロン・エミッション・トモグラフィー（陽電子放射断層撮影）の略で、人体に投与した放射性医薬品の体内分布を画像化する核医学検査の一種です。PET/CTは、PETとX線CTを連続して撮像できる装置で、機能情報を与える

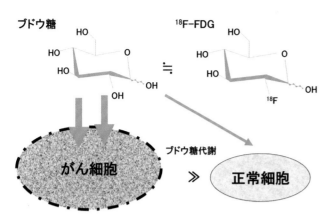

図1　ブドウ糖とFDGの分子構造を示します。ブドウ糖の2位水酸基がF-18に置き換わったものがFDGです。FDGの構造はブドウ糖に類似しており、正常細胞やがん細胞にブドウ糖と同様に取り込まれます

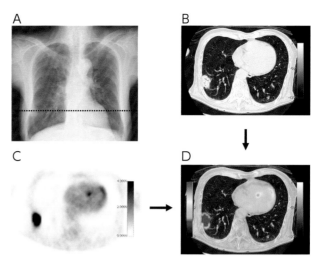

図2　肺がん症例の胸部単純X線写真(A)、X線CT(B)、PET(C)、PET/CT融合画像(D)を示します。PETでは右肺にFDG異常高集積を示す部位が認められ、CT上の右肺のがん病巣にFDGが高集積を示しているのがわかります

PET画像と精緻な形態情報を与えるCT画像とを融合させて、放射性医薬品の局在部位をCT画像上で特定することができます。

がん診療に用いられる放射性薬品は種々ありますが、現在もっとも広く臨床で使用されているのが¹⁸F-FDG（¹⁸F標識デオキシグルコース）です。

FDGはエネルギー源であるブドウ糖の類似物で、正常細胞のみならずがん細胞にも取り込まれます。一般的にがん細胞はブドウ糖代謝が亢進しており、正常細胞よりもたくさんブドウ糖を取り込みます（図1、2）。

がんは日本人の死因の第1位であり、年々増加傾向にあります。初期には症状の出ないがんを早期に発見するために、検診は極めて重要です。

一般的ながん検診では、肺がんには単純X線写真やCT検査、大腸がんには便潜血検査など、それぞれのがんに応じた検査があります。このような一般的ながん検診に対して、FDG PET/CTをがん検診に用いる利点としては、1回の検査で全身を調べることができる点です。また、がんの種類によって検出感度に差はありますが、小さい病巣でもFDG高集積を示すがんは検出することができます。

欠点としては、すべてのがんを検出することは難しい点（胃、前立腺、腎臓／尿路系のがんはPET陽性率が低いです）、および小さい病変は検出が難しい点（検出可能な病巣のサイズは最低でも1cm程度）があります。

当院で施行した2,089例の検診FDG PET/CT（2007年12月〜2013年1月）の結果では、30例（1.4％）にPET陽性がんが見つかっています。内訳は、肺、膵臓、肝臓、乳腺、大腸、胃、前立腺、頭頸部、甲状腺、胸腺のがんと悪性リンパ腫でした。2009年に全国のPET検診実施施設を対象にした日本核医学会臨床PET推進協議会アンケート調査では、33,599例中330例（1％）にPET陽性がんが見つかっています。この調査結果からは、PET陽性率の高いがんとして、肺、大腸、乳腺、甲状腺があげられ、高くないがんとしては胃、腎臓、前立腺があげられています。

このようにFDG PET/CTは万能ではありませんが、1つの検査で、全身のがんの有無をチェックできる有用な検査法です。当センターで実施したFDG PET/CT検診で見つかった肺がんの例を示します（図3）。

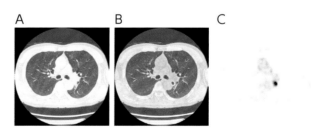

図3　検診で発見された肺がんのX線CT(A)、PET/CT融合画像(B)、PET(C)を示します。左肺下葉縦隔側の結節にFDG高集積が認められ、精査の結果、肺がんの診断となり手術が施行されました。手術の結果、1.8cm径のステージ1Aの肺がんでした

［参考文献］
1）日本核医学会PET核医学分科会. 2009年度FDG-PETがん検診アンケート調査の結果報告（概要）. https://jcpet.jp/cancer-screening/2009.html.

脳ドックで脳疾患を未然に防ぐ

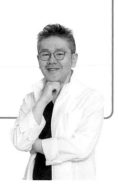

釧路脳神経外科
院長
斉藤 修
さいとう おさむ

脳ドックとは

脳ドックとは、脳に関係する病気を診断したりリスクの早期発見などを目的とした健康診断の一種です。通常の人間ドックだけでは脳の病気を見つけることは難しく、脳を調べるためには別途脳ドックが必要です。

● どんな検査?

脳ドックで行われる検査は、脳の断層撮影や脳血管を調べる MRI/MRA 検査、脳へ向かう血流の通り道となる頸動脈（けいどうみゃく）の動脈硬化（どうみゃくこう か）を調べる頸動脈エコー検査、動脈硬化の程度を調べる ABI（血圧脈波）検査、脳梗塞（のうこうそく）の原因となる不整脈を見つける心電図検査、動脈硬化の危険性などを調べる血液検査等、いくつかの検査を組み合わせて行うことが一般的です。これらの検査で現在の脳の健康状態を確認し、将来脳の病気になるリスクを診断します。

また、3.0T MRI による検査では、従来の1.5T MRI と比べてより鮮明な画像が得られるため、末梢の細かい血管を映し出すだけではなく、今ま

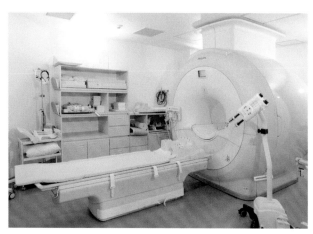

写真　3.0 テスラ MRI

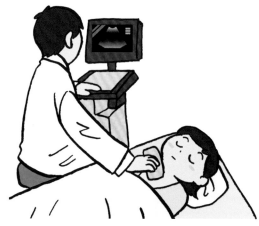

頸動脈エコーの様子

で確認することができなかった脳疾患の発見が可能となりました。

● 脳ドックが勧められる方

日本脳ドック学会が定めたガイドラインでは、以下のような方に受診が勧められています。

●中・高齢者
●脳卒中（のうそっちゅう）・認知症の家族歴がある方
●高血圧の方
●糖尿病の方
●脂質異常症の方
●肥満の方
●喫煙される方
（脳ドックのガイドライン 2019）

● どんな病気が見つかる?

脳ドックで発見される脳の病気には、「隠れ脳梗塞」などと呼ばれる症状が出ないような小さな脳梗塞や出血の痕跡、将来脳梗塞の原因になる可能性がある血管の狭窄(きょうさく)(動脈硬化などで血管が狭くなっている状態)、出血の原因になる脳動脈瘤(のうどうみゃくりゅう)・血管の奇形、さまざまな種類の脳腫瘍(のうしゅよう)などが挙げられます。

近年、脳梗塞の治療技術は飛躍的に進歩していますが、依然として発症してしまうと治療が難しく、後遺症を残すことも多い病気です。しかし、その中には脳ドックによる早期診断と治療によって未然に防ぐことができるケースもあります。

また、くも膜下出血(まくかしゅっけつ)の原因となる脳動脈瘤は治療により出血を未然に防ぐことが可能ですが、動脈瘤が破裂して出血を起こすまでほとんどの場合が無症状のため、脳ドックなどで脳血管の検査(MRA)を行わなければ発見することは困難です。

大病を発症してしまう前にリスクを減らし、健康を維持していくためにも脳ドックを受診してみましょう。

脳ドックの紹介

脳精密ドック　33,000円(税込)
脳梗塞の原因となる脳血管の狭窄や、くも膜下出血の原因である脳動脈瘤などを発見できます。
【検査内容】
診察・身体計測(身長、体重、視力、腹囲、血圧、BMI)・頭部MRA・頭部MRI・頸動脈エコー・ABI検査・心電図・眼底検査・血液検査・尿検査
また、手足のしびれが気になる方には頸椎(けいつい)・腰椎(ようつい)の検査を加えた脳脊髄(のうせきずい)精密ドックも行っています。

脳脊髄精密ドック　55,000円(税込)
手足のしびれが気になる方に。脳精密ドックに頸椎・腰椎の検査を加えたコースです。
【検査内容】
診察・身体測定(身長、体重、視力、腹囲、血圧、BMI)・頭部MRA・頭部/頸椎/腰椎MRI・頸椎/腰椎X線・頸動脈エコー・ABI検査・心電図・眼底検査・血液検査・尿検査

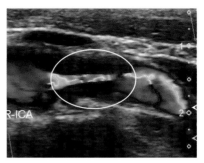

図1　頸動脈狭窄(頸動脈エコー)

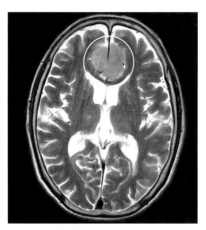

図2　脳腫瘍(MRI)

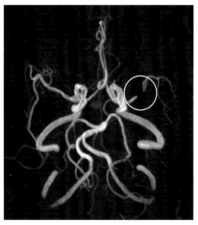

図3　脳動脈狭窄(MRA)

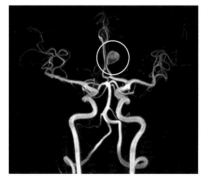

図4　未破裂脳動脈瘤(MRA)

＊図1〜4の○印は疾患の箇所です

乳がん・子宮頸がん検診について

● 乳がん検診

乳がんは女性のがんの中で死亡原因の上位に位置するがんです。自覚症状がないことが多いため、定期的に検診を受けることがとても大切です。

主な検査はマンモグラフィーと乳腺エコー（超音波）です。

マンモグラフィーは市町村が行う住民検診として受診できます（40歳以上が対象、詳細は居住している市町村へご確認ください）。

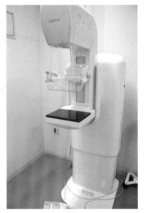

マンモグラフィー

● 子宮がん検診

子宮頸がん（しきゅうけい）は20〜40歳の女性に多く発症し、近年増加傾向にあります。こちらも市町村が行う住民検診として受診できます（20歳以上が対象、詳細は居住している市町村へご確認ください）。

また、子宮頸がんの原因されているHPV（ヒトパピローマウイルス）検査も行っています。こちらは自己採取での検査も可能ですので、検診に抵抗がある方にオススメです。また、子宮体がん検診も行っています。

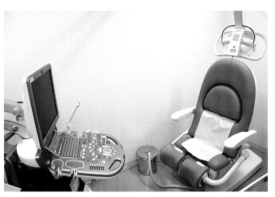

健診台

早期発見・早期治療のため2年に一度は乳がん・子宮がん検診を受けましょう！

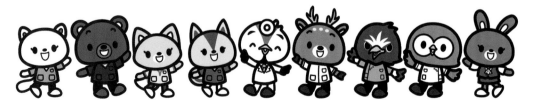

記憶力や認知症が心配？
健診で検査してみませんか？

● のうKNOW …… 1,100円

「記憶する」「考える」「判断する」などの脳のパフォーマンスをチェックするツールです。スマホやタブレットを使用し、ゲーム感覚でブレインパフォーマンス（脳の健康度）を調べます。

● MCIスクリーニング検査 …… 24,750円

アルツハイマー病の前段階であるMCI（軽度認知障害）のリスクをはかる血液検査です。検査は採血のみです。

● 認知症ドック(完全予約制) …… 93,500円

PET/CT検査、頭部MRI検査、認知機能検査、血液検査などで総合的に認知症を検査し、治療や予防につなげていくドックです。

社会医療法人孝仁会
釧路孝仁会記念病院　健診事業部

☎ 0120-133-527［健診事業部直通］

電話予約時間／月〜金曜（祝日を除く）9:00〜12:00　13:00〜16:00

孝仁会グループの看護専門学校で
学びませんか？

釧路孝仁会看護専門学校は、釧根地域の看護師不足の解消に少しでも貢献できるように2013年に開校し、2023年4月で10年目を迎えました。毎年卒業生が続々と釧路孝仁会記念病院などで看護師として勤務し、活躍しています。現代医療は多くの専門家がかかわるチーム医療で成り立っており、看護師が果たす役割は極めて重要になっています。看護専門学校と釧路孝仁会記念病院が緊密に連携してチーム医療実践教育を行っており、孝仁会グループならではのチーム医療を学ぶことができます。

釧路孝仁会看護専門学校の特徴 ※2024年度募集要項

◎募集人員 **40名**　　◎修業年限 **3年**

国家試験対策が充実‼

通常の授業以外に東京アカデミーが誇る人気講師による講義時間114時間の講座で3年間合格をサポートします。

実習が充実‼

釧路市内のほか、根室・中標津・札幌での実習もあり、地域の特性を踏まえた看護を実践する力を身につけていきます。

取得できる資格

看護師国家試験受験資格
保健師・助産師学校受験資格

釧路孝仁会看護専門学校

詳しくはこちらをご覧ください

ホームページ
https://www.
kojinkai.or.jp/school/

インスタグラム
http://instagram.com/
kushirokojinkai
nursingschool/

＊113ページ参照

Pick UP! 　未来への第一歩『宣誓式』

宣誓式とは？

宣誓式は看護師を志す者として、なりたい看護師像に向かって学習することへの自覚を高めるための儀式です。本校に入学して約半年が経過した1年生が、ナイチンゲール像から「看護の灯」をいただき、本格的な臨床での実践を学ぶ前に、看護への責任と誇りを自覚し、看護を職業としていく志を確認する、一つの区切りとして行います。

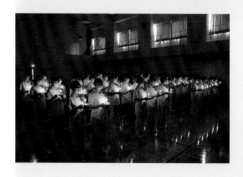

宣誓式を終え、臨地実習へ
第10期生　干場 せれさ

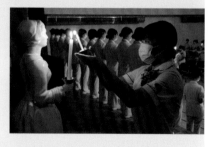

2022年10月、私たち第10期生の宣誓式が行われました。宣誓式では自分がどのような看護師になりたいのか、自分自身を見つめ直すきっかけになりました。私は「患者さんだけではなく、患者さんとその家族一人ひとりに寄り添い、真摯に向き合える看護師になりたい」と誓いました。その思いを胸に、実習では患者さんとのかかわり方や寄り添う看護とはどのようなことなのかを学ぶことができています。

実習では、悩みや不安などを抱え、時にくじけそうになりますが、宣誓式で誓った自分の言葉を思い出し、自分がめざす看護師になれるよう日々励んでいます。また、実習では患者さんをはじめ、さまざまな人との出会いがあります。その出会い一つひとつが自分を成長させてくれるものであり、宝物であるということを忘れずに、これからの実習や学校での学びを深め、自分のめざす看護師になれるよう日々努力を重ねていきたいと思います。

患者さんに満足度の高い
治療を提供

ピロリ菌の除菌療法で胃がん予防を

消化器内科
部長 兼
釧路孝仁会
看護専門学校
学校長
田中 英司
たなか えいじ

萎縮性胃炎とは

ピロリ菌が胃粘膜に生息していることで、慢性的に胃粘膜の炎症が持続した結果、年齢が高くなるにつれ胃粘膜が萎縮し、胃がんが起きやすい状態となるのが、萎縮性胃炎です。ピロリ菌に感染していなければ年をとっても胃粘膜の萎縮は進みません。

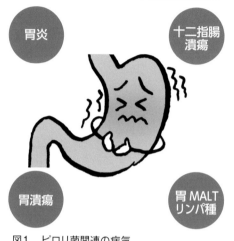

図1　ピロリ菌関連の病気

症状と原因

多くは無症状で乳幼児期の感染が原因

感染経路は、あまりはっきりしてないのですが、経口感染（ウイルスや細菌が口から体内に入ること）によるものと考えられています。感染の時期も、免疫機構の十分発達していない4歳以下の乳幼児期に感染する場合が大半とされています。

衛生環境とも関係しているといわれ、国内でも若い世代ほど、陽性者が少なくなってきています（国内の60歳以上の約80％が感染しており、逆に10歳代以下の感染は10％以下といわれています）。

乳幼児期の感染から長い年月をかけて胃粘膜の萎縮がゆっくり進んでいくため、これといった症状を感じる方は少ないようです。

ただ、「除菌後に胃の調子が良くなった」という方も多く、「自分の胃の調子は、こんなものだろう」と長年慣れた、普段の胃の状態が、除菌により元気な胃の状態になる可能性も十分あるということです。

検査・診断

診断は内視鏡検査と血液検査の組み合わせで

検査法は、いくつかあるのですが、当院では主に内視鏡検査＋血液検査（ヘリコバクター・ピロリ抗体）の組み合わせで行っています。

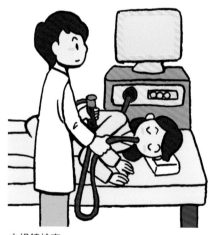

内視鏡検査

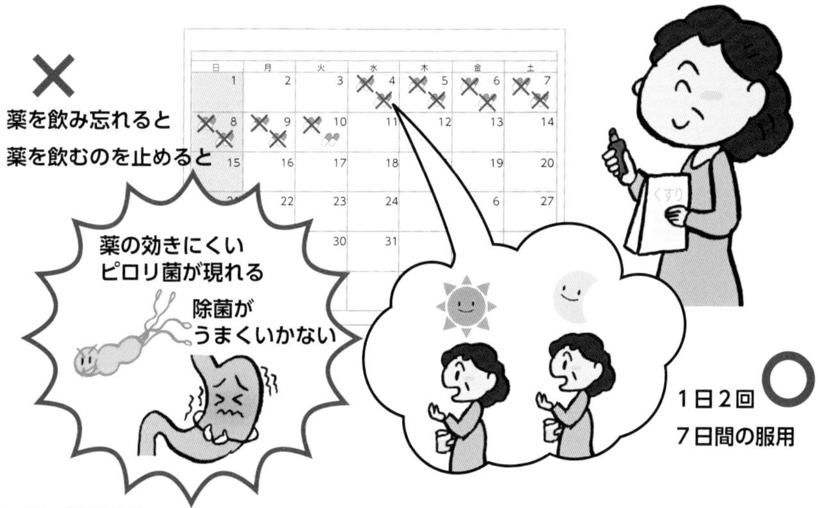

図2　除菌療法

予防と治療

除菌療法の実際

ヘリコバクターピロリ陽性・萎縮性胃炎に対しては、除菌療法を行います。除菌により発がんリスクが下がることや、胃潰瘍（いかいよう）・十二指腸潰瘍になりにくくなることがわかっています。

具体的な除菌療法は、３種類の薬を７日間続けて内服するというものになります（図２）。３種類の内訳は、胃酸を抑える薬が１つ、抗菌薬が２つという組み合わせで、ボノサップという除菌専用のシートになった製剤があります（ボノプラザン＋アモキシリン＋クラリスロマイシンという組み合わせ）。除菌の成功率は90％以上とされています。

除菌が成功したかどうかの除菌判定は、内服を終了してから４週間以上経過した後に行います。この除菌判定の検査は尿素呼気試験と呼ばれるもので、紙袋を膨らます→検査の薬を内服する→紙袋を膨らませるという苦痛の少ない検査です（図３）。

除菌が成功しなかった場合には、二次除菌といって、先ほどと組み合わせを変えた方法（クラリスロマイシンの替わりにメトロニダゾール）をとります。これもボノピオンという二次除菌専用のシートになった製剤があります。内服終了後に、一次除菌同様に４週間以上の期間を置き、尿素呼気試験による除菌判定を行います。

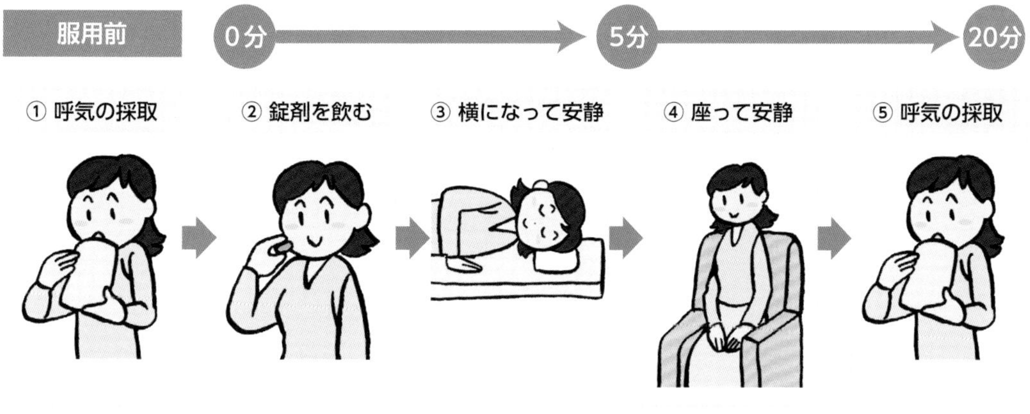

図3　ピロリ菌検査：尿素呼気試験の流れ

高齢者に起こりやすい肺炎

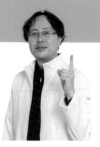

消化器内科
部長 兼
釧路孝仁会
看護専門学校
学校長

田中 英司
たなか えいじ

誤嚥性肺炎とは

加齢や脳梗塞（のうこうそく）などにより、嚥下（えんげ）（飲み込み）反射が鈍くなったり、舌がうまく働かなくなったりして、気道の側に飲食物が入り込む誤嚥（ごえん）（むせ込み）により起こる肺炎です。若い人の場合、誤嚥したものを咳込んだりしてうまく喀出（かくしゅつ）（唾（つば）や痰（たん）などを吐き出す）できますが、高齢者ではうまくいかずに気道に飲食物が残り、口腔内（こうくうない）細菌も一緒に流れ込み、増殖して引き起こされる肺炎が誤嚥性肺炎（ごえんせいはいえん）です。

症状と原因

発熱や痰がらみの咳が主な症状

ほかの肺炎と同様に、誤嚥性肺炎でも典型的な症状として発熱や咳、色の濃い痰が絡んだりすることがあります。ただし、やせている高齢者では発熱しない場合もあったり、咳をする力があまりなくて咳をしたり、痰を出せないまま、肺炎が進んでいることもあります。さらに、「ぼんやりしている」「活気がない」「嘔吐（おうと）した」など一見、肺炎とは関連しないような症状がみられることがあります。

原因は、直接的には誤嚥することや、口腔内環境が悪く口腔内に細菌が増殖していることで起こります。また、寝たきりや低栄養、免疫機能の低下なども原因と関連します。さらに、持病にパーキンソン病、アルツハイマー病、認知症、脳梗塞、咽頭（いんとう）がんや喉頭（こうとう）がん、食道がんなど、のどの近辺のがんも誤嚥につながったりします。

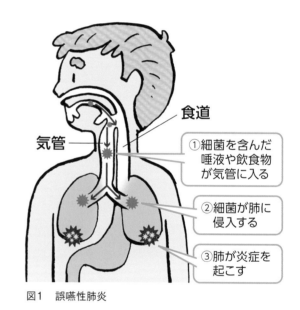

食道

気管

①細菌を含んだ唾液や飲食物が気管に入る

②細菌が肺に侵入する

③肺が炎症を起こす

図1　誤嚥性肺炎

検査・診断

診断は主に胸部CTで

診断は胸部CTで行うことが多いです。誤嚥性肺炎は、気管の角度が急な右側の背中側の肺の下の方に起こりやすいのです。しかし、X線写真の正面像では横隔膜のドーム状の背中側が見えにくいため、わかりにくいことがあります。

口腔ケアなどの予防策を

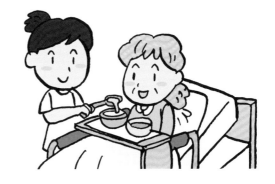

誤嚥しなければもちろん良いのですが、誤嚥というのは、加齢や基礎疾患（持病）による部分も大きく関与しています。誤嚥した際に口腔内細菌が大量に入り込まないように、口腔ケアを日常的に行い、口腔内をできるだけ清潔にしておくことが大切です。

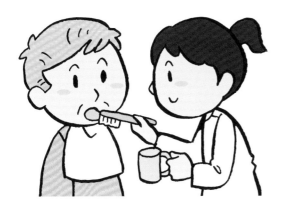

また、低栄養による「るいそう（やせた状態）」は、嚥下のかかわる筋力低下や免疫力低下にもつながるため、日頃から注意が必要です。誤嚥を防ぐためには、とろみをつけたり、なるべく栄養状態が悪くならないような食事や補助食について、形態や方法を工夫することが大切です。

治療は、抗菌薬の点滴を行います。ただし、抗菌薬は下痢を起こしやすいので、抗菌薬使用時には整腸剤の内服も併用します。また、当院では言語聴覚士による嚥下機能評価を実施し、食事形態やとろみについての相談を行い、より患者さんに合った食事形態を提案しています。

そもそも高齢者の中には摂食量が少ない方も多くみられます。食事量が少ないまま退院したとしても、すぐに肺炎となり、再入院する可能性が高いため、食べる量が増えるような薬剤調整も行っています。

また、長年服用している内服薬の中には、高齢になり、もうあまり必要でない薬や、重複している薬もあるため、薬の整理なども行います。さらに、嚥下機能の悪い患者さんには、粉砕できる同系統の薬剤に変更し、内服できるように調整することもあります。

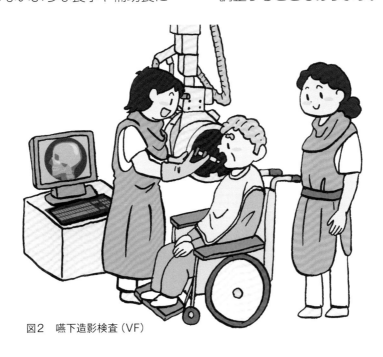

図2　嚥下造影検査（VF）

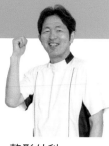

整形外科
部長
高澤 宏太郎
たかざわ こうたろう

骨粗しょう症

たかが「骨粗しょう症」と思っていませんか？

骨粗しょう症とは

大根やごぼうなどの芯にできる隙間のことを鬆（す）と
いいますが、骨粗しょう症とは、字のごとく、骨があら
（粗）く、す（鬆）が入った状態になることをいいます（図
1）。骨粗しょう症になると単に骨が弱くなったというこ
とではなく、ちょっとしたことで骨が折れてしまい、時
には「寝たきりになってしまうこともある疾患」です。骨
粗しょう症の有病者数は1,590万人（男性410万人、女
性1,180万人）と推定されています。[1]

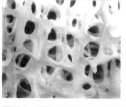
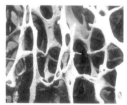

図1　走査型電子顕微鏡の
画像
上が健常者、下が骨粗しょう
症の患者さん

症状と原因

骨が弱くなるだけではない
骨折の危険性が高まる

　骨は生涯を通じて変化しないものと思ってい
る方も多いかもしれませんが、実は毎日新しい
骨に置き換わっています。

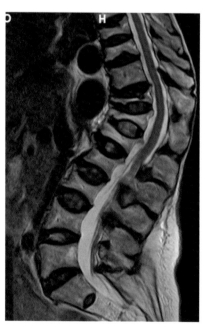

図2　骨粗しょう
症患者さんの脊椎
の MRI
もともと四角い形
をしていた骨がたく
さん潰れて背骨が
曲がってしまってい
ます

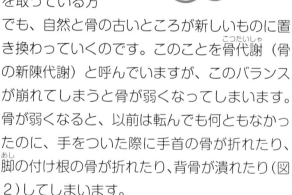

　これは皮膚の
古いところが垢
となって剥がれ
落ち、新しい皮
膚が作られてい
るのと同じで
す。どんなに年
を取っている方
でも、自然と骨の古いところが新しいものに置
き換わっていくのです。このことを骨代謝（骨
の新陳代謝）と呼んでいますが、このバランス
が崩れてしまうと骨が弱くなってしまいます。
骨が弱くなると、以前は転んでも何ともなかっ
たのに、手をついた際に手首の骨が折れたり、
脚の付け根の骨が折れたり、背骨が潰れたり（図
2）してしまいます。

　また、骨が弱くなると転んだりしなくても自
然に背骨が潰れてしまい、背中が丸くなってし
まいます。

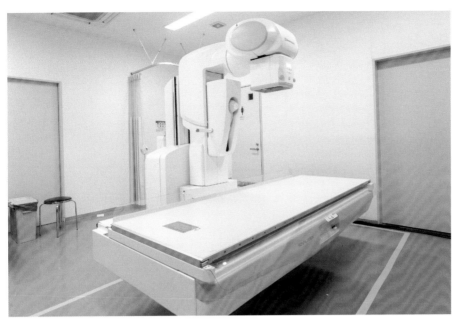

写真　X線骨密度測定装置
正確な骨密度を測定すること
ができます

検査・診断

診断は3つの検査で

　まずは、自分の現在の骨の状態をしっかり把握しておくことが必要です。骨粗しょう症は無症状のまま進行することが多く、骨折が起こるまで気づかないこともあります。

　骨粗しょう症の検査として、背骨のX線検査、骨密度検査（写真）、血液検査（骨の新陳代謝の状態をみるため）を行い、骨粗しょう症かどうかを総合的に診断します。

予防と治療

寝たきりの原因にもなる
骨粗しょう症

　予防には食事と適度な運動が最も大事なことです。食事はカルシウムだけではなく、ビタミンDやタンパク質を摂取することが重要です。また、運動に関しては1回30分以上の散歩を週に2～3回程度するように指導しています。

　骨粗しょう症が疑われる場合は、早期から治療を開始していくことが重要です。近年、骨粗しょう症に対してさまざまな内服薬や注射剤が使用できるようになってきており、骨粗しょう症の程度に応じて、個々の患者さんに合った適切な治療を行っていきます。また、骨折を起こしてしまった場合には再び骨折を起こす確率が高くなるため、再度骨折を起こさないように骨粗しょう症の治療をすぐに開始することがとても重要です。骨折が治ったからといって決して安心してはいけないのです。

　「寝たきりだけにはなりたくない」と皆さん言われますが、骨折は脳血管疾患や認知症に次いで寝たきりの原因となっていることも知っておくべきだと思います。骨粗しょう症の治療は、骨の健康だけでなく、総合的な健康の維持にも寄与しています。どんなに年をとっている方でも骨は新しいものに生まれ変わっていきます。「もう年だから」というのは大きな間違いです。体の大黒柱である骨をいたわっていきましょう。

［参考文献］
1）日本骨代謝学会/日本骨粗鬆症学会合同原発性骨粗鬆症診断基準改定検討委員会（福永仁夫委員長）：原発性骨粗鬆症の診断基準2012年度改訂版

加齢などによる軟骨の摩耗とは？

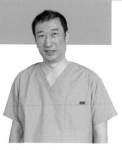

整形外科
部長
武田 真太郎
たけだ　しんたろう

変形性ひざ関節症とは

加齢やけがなどにより、ひざの軟骨が弾力性を失い、使いすぎによる軟骨の摩耗、関節の変形などが生じる病気です。

男女比は1対4で女性に多く、高齢化が進行中の日本では、症状のある患者さんは約1,800万人いるといわれています。進行すると生活の質が低下し、要介護状態になるリスクが約6倍になるとの報告もあります。

症状と原因・検査

進行すると歩行にかかわる病気

●**症状**：ひざの痛み（歩き始め、立ち上がり動作、階段を降りる際など）、関節が炎症を起こして水が溜まる、ひざの曲げ伸ばしできる範囲が狭くなります。進行するとO脚変形になることが多く、痛みが強くなり歩行が困難になってしまいます。

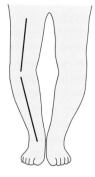

図1　O脚変形

●**原因**：年齢に伴う変化やけが・感染などの後に、使いすぎが加わることにより、軟骨の摩耗が進行することで痛みや炎症が生じます。

●**検査**：診察で変形・水の貯留の有無、X線で進行の程度などを調べます。

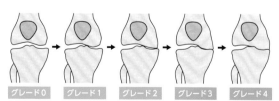

グレード0：正常
グレード1：骨の部分的な出っ張り（骨棘：こつきょく）や一部骨硬化がみられる
グレード2：ひざ関節の隙間がやや狭くなる（25％以下）
グレード3：ひざ関節の隙間が半分以上狭くなる
グレード4：ひざ関節の隙間が75％以上狭くなり、かなり進行した状態
　　　　　　O脚変形もしばしば認められる

図2　変形性ひざ関節症のX線進行度

予防と治療

太ももを鍛えましょう

●**予防のポイント**
・太ももの前の筋肉（大腿四頭筋：だいたいしとうきん）を鍛える
・肥満の方は体重を減らす
・適量のタンパク質・野菜を摂る
・正座やしゃがみ込んでの作業を避ける
・地べたの生活でなくベッド・食卓テーブル・洋式トイレを使用する
・高齢者では急に動いたり止まったりのスポーツ（サッカー、テニス、スキーなど）は控える

●**治療のポイント**
■**保存治療（手術以外の治療法）**
●**運動療法**

大腿四頭筋を鍛える運動を行います。最も基本的で重要な治療になります。

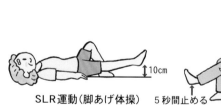

SLR運動（脚あげ体操）　　5秒間止める

図3　太ももの前の筋肉（大腿四頭筋）を鍛える運動

ウォーキングは靴底の柔らかい靴をはいて20～30分、週3～5回行いましょう。痛くて歩くのも大変な方はつかまり足踏みを100回、

朝と晩２セットすると良いです。

●物理（温熱）療法

お風呂やホットパックでひざを温めることで疼痛（とうつう）の緩和を図り、組織の緊張をほぐします。温めた後、太ももの裏側やふくらはぎを伸ばすストレッチも有効です。

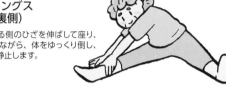

●ハムストリングス（太ももの裏側）
伸ばそうとする側のひざを伸ばして座り、背筋を伸ばしながら、体をゆっくり倒し、10秒間程度静止します。

●下腿三頭筋（ふくらはぎとアキレス腱）
壁か手すりの前に立って、前後に足を開き、前側のひざを曲げて腰を前に入れ、ゆっくり前足に体重をかけながら後足のふくらはぎの筋肉を伸ばします。

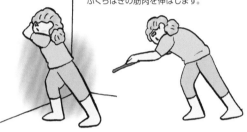

図4　ストレッチ

●薬物療法

軟骨を保護するなどの効果があるとされるヒアルロン酸をひざ関節内へ注射します。外来で簡単に実施でき、注射の痛みはそれほどありません。関節に水が溜まっている方は水を抜いてから薬液を注入します。１週間以上間隔をあけて5回注射を行います。

鎮痛効果のある内服薬や湿布・塗り薬が処方されることもあります。胃腸障害、腎機能低下（かしんきんこうそく）、心筋梗塞などの副作用には注意が必要です。

●装具療法

足底板（そくていばん）（体重のかかり方を変えて疼痛緩和を図る）や、ひざ装具が処方されることもあります。

■手術治療

保存治療を行っても、ひざ関節の痛みが改善しない場合に行います。

●関節鏡クリーニング手術

ひざ関節の内視鏡で傷んだ軟骨や半月板（はんげつばん）（軟骨を保護するクッションのような組織）を一部きれいに取って疼痛緩和を図ります。創（きず）が小さ

く、次の日から歩行可能で１週間ほどで退院できます。

●高位脛骨骨切り術（こういけいこつこつきじゅつ）

骨を切って変形を矯正しプレートで固定し、体重のかかり方を変えて疼痛を改善する手術です。術後２週目から歩行可能で、４～６週間ほどで退院できます。骨切り部の骨が早期に癒合するように超音波治療（機器はレンタルできます）も行います。

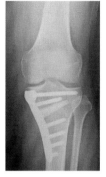

図5　高位脛骨骨切り術

●人工ひざ関節置換術（じんこうかんせつちかんじゅつ）

グレード4などのかなり進行した段階では最もよく行われている手術です。

人工の関節に置き換える手術を行います。疼痛を改善する効果が極めて高く、変形も矯正することができます。翌日から歩行可能で、２～３週間ほどで退院できます。

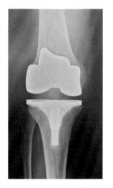

図6　人工ひざ関節置換術

■ひざ関節の最新治療（軟骨再生医療）

釧路孝仁会記念病院では厚生労働省の認可を受け、患者さん自身のお腹の皮下脂肪から抽出した万能細胞（脂肪由来間葉系幹細胞）を関節内に移植することで、軟骨の再生を期待する新しい治療にも取り組んでいます（P82参照）。

自身の細胞を利用するため、拒絶反応の副作用がないのが特徴です。健康保険は対象外になります。

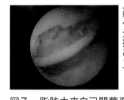（治療前（軟骨欠損あり））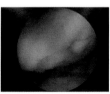（治療後6か月（軟骨の修復が認められる））

図7　脂肪由来自己間葉系幹細胞を用いた軟骨再生治療

少しでもひざに痛みがある方は、気軽に相談してください。

体の傷や変形を「きれいに治す」形成外科の仕事—part 1

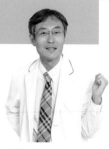

形成外科
部長
田嶋 敏彦
たじま としひこ

熱傷（やけど）

夏の日焼けも浅いやけどです。しばらく赤くなり、ヒリヒリしますが冷やすことで症状が治まります。通常、日焼けによって色素がついて黒くなりますが、傷跡にはなりません。しかし、深いやけどの場合は真皮（皮膚の2番目の層）まで熱の損傷がおよびます。

熱いお湯や油、火などの高温の物質に触れることによって発生し、痛みや腫れがひどくなり、水泡（水ぶくれ）になります。水泡は破れていなければ自然に治癒するまで破かない方がいいです。

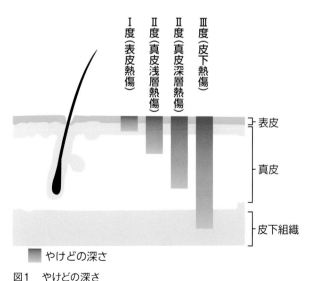

Ⅰ度（表皮熱傷）
Ⅱ度（真皮浅層熱傷）
Ⅱ度（真皮深層熱傷）
Ⅲ度（皮下熱傷）

表皮
真皮
皮下組織

■ やけどの深さ
図1　やけどの深さ

さらに重度のやけどの場合、抗生物質や痛み止めの全身投与や、場合によっては入院して皮膚移植などの手術が必要なこともあります。そして、治った後も目立つ傷跡やひきつれになってしまいます（65ページ参照）。

顔面骨骨折（顔のけが）

顔面骨には、鼻骨、頬骨、眼窩骨、上顎骨、下顎骨があります。骨折の原因として、以前は交通事故が多かったのですが、最近ではスポーツ外傷が増えています。

顔面骨骨折の症状には、顔の腫れや痛み、出血、歯がぐらぐらする、視力障害（二重に見える）、口が開けづらいなどがあります。

また、顔面骨骨折において、「呼吸困難」「脳損傷の可能性がある意識障害」「鼻からさらさらした液体が出ている」などの場合には、緊急の治療を行うことがあります。

治療は、一般的に手術が必要となります。手術には、骨折の整復や金属プレート（図2）の挿入、骨折した箇所の固定などが含まれます。金属プレートは後日取り除くため抜釘という手術が必要になりますが、除去の必要がなく、自然に分解される生体吸収性の材料で作られたプ

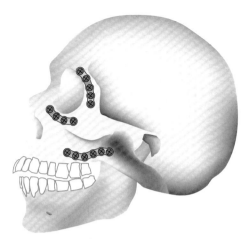

図2　金属ミニプレート

レートを使用することもあります。

良性腫瘍、あざ、ほくろ

　形成外科で診る良性腫瘍とは、皮膚や皮膚の下のできもの、かたまりです。粉瘤（垢のふくろ）、脂肪腫、脂漏性角化症（老人いぼ）、色素性母斑（ほくろ、黒あざ）、血管腫（赤あざ）などがあります。良性と思われるものは切除を急ぐ必要はありません。

　当科では、できるだけ傷跡が小さく目立たないように配慮して、切除の範囲や大きさを検討します。切除した腫瘍は病理検査（顕微鏡の検査）をして診断を確認します。切除した後の皮膚縫合は、形成外科的縫合を用いて細い糸で丁寧に行います。

瘢痕・傷跡・ケロイド・ひきつれ・拘縮

　ある深さ以上のけがをすると、治るのに時間がかかり、盛り上がった傷跡になります。この状態を肥厚性瘢痕といいます。通常、治るまでには時間がかかりますが、いずれ盛り上がりは改善し、色も皮膚の色に近づいていきます。ただし、けがの場所によってはなかなか落ち着きません。その場合は、傷跡に効く薬を内服して、傷跡を圧迫固定します。傷跡は消えてなくなるわけではないので、目立つ場合には手術を行うこともあります。

　一方、ケロイド（写真）は肥厚性瘢痕と違って落ち着いてこないばかりか、徐々に大きくなって悪化してきます。治療は内服薬と圧迫固定に加え、注射や放射線療法を行うこともあります。拘縮が悪化の原因となっている場合は手術をして、ひきつれを改善することもあります。

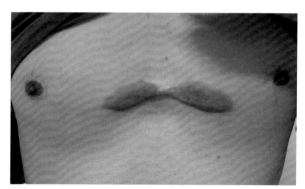

写真　胸部のケロイド

形成外科の概要

形成外科は体の表面のかたちや機能の病気を外科手術で治す科です。けが、やけど、できもの、先天（生まれついての）異常を治療します。皮膚科や整形外科とオーバーラップする部分もありますが、皮膚科は主に薬での治療が中心となり、整形外科は体や手足の大きな骨を対象に治療を行いま

す。形成外科では体の表面に加え、顔や手指のけがの治療も行っています。
形成外科医師は、手術や非手術的な方法を使用して、外見（みため）や機能（うごき）を改善し、生活の質を向上させることをめざします。

皮膚疾患の「予防と治療」形成外科の仕事—part 2

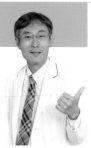

形成外科
部長
田嶋 敏彦
たじま としひこ

皮膚悪性腫瘍、悪いできもの

皮膚悪性腫瘍とは、皮膚にできるがんの一種
ひ ふ あくせいしゅよう
です。主に日焼けの影響を受けやすい場所にで
きやすく、長期間日焼けを繰り返したり、日焼
け止めを使用しなかったりすることがリスク因
子となります。一般的に、色素の多いシミのよ
うなものや、ほくろの変化などがみられる場合
があります。

早期発見と治療が重要で、手術や放射線療
法、化学療法などが治療法の一部です。皮膚が
んは、早期に発見することで治療の効果が高ま

良性		悪性
	左右非対称	
	ギザギザの輪郭	
	不均一な色	
	直径6mm以上	

他のホクロと異なる変化

図1 皮膚の違い

り、予後が良くなることが多いため、日常的な
　＊1
皮膚チェックが大切です。

＊1 予後：今後の病状についての医学的な見通し

まず表皮から発生する腫瘍として、①老人性
角化症、②白板症といわれるがん前駆症、③ボー
　　　はくばんしょう　　　　　　　　ぜん く しょう
エン病といわれる表皮内がんがあります。これ
らはいわゆる早期がんなので、治療は外科的な
切除が基本です。

④有棘細胞がんは表皮から生じた悪性腫瘍で
　ゆうきょくさいぼう
す。中年以降の男性に多く、顔面、頭部、手、足、
外陰部など全身に生じます。赤い塊として始
　　　　　　　　　　　　　　　かたまり
まり、徐々に大きくなりキノコのように増殖し、
表面がくずれて潰瘍化して出血、浸出液を伴い
　　　　　　かいよう か
ます。有棘細胞がんになるとリンパ節転移を起
こす可能性もあります。

治療は切除が必要ですが、転移の状態によっ
ては放射線療法や抗がん剤による化学療法も必
要です。⑤基底細胞がんは表皮の一番底にある
基底細胞に似た細胞のがんです。高齢者の顔面
に多く、日本人では黒色の半球状の病変として
始まり、増殖の過程で潰瘍化したり平たい瘢痕
　　　　　　　　　　　　　　　　　はんこん
のようになったりする病型もあります。

治療は外科的な切除で、転移することはまれ
なのですが、取り残しがあると再発を繰り返し、
深部の組織に破壊的に増殖するので、確実な全
摘出術が必要です。

次に皮膚付属器（毛包、脂腺、汗腺）から発
　　　　　　　　　　　　　しせん
生する腫瘍として、⑥脂腺がん（眼瞼のマイボー
　　　　　　　　　　　　　　がんけん

ム線がん)、⑦エックリン汗腺がん、⑧乳房パジェット病(これは乳がんの一種)、⑨乳房外パジェット病(外陰部、肛囲、腋窩のアポクリン汗腺由来)があります。⑨は汗腺由来の腺がんが表皮内に侵入した状態で、浅い病変である湿疹と間違われやすいです。目安としては湿疹の原因はカブレであるのでかゆみを伴うことが多く、かゆみのない湿疹が生じたときはきちんと受診して検査を受ける必要があります。

そして、皮膚の色素細胞由来のがんとして⑩黒色がん前駆症、⑪悪性黒色腫(メラノーマ)があります。⑩はがん細胞が表皮内にとどまり、真皮内に進行していないので病巣部の切除が必要です。⑪は皮膚の色と関係するメラニン色素を産生する、メラノサイトという皮膚の細胞が悪性化してできる腫瘍です。日本人は10万人当たり1〜2人とされ、希少がん(まれながん)として扱われます。

さらに、皮膚に症状が出る腫瘍として、⑫隆起性皮膚線維肉腫、⑬皮膚血管肉腫、⑭菌状息肉症(皮膚に生じた悪性リンパ腫)⑮内臓がんの皮膚転移などがあります。

難治性皮膚潰瘍・治りにくい傷・褥瘡(床ずれ)

一般的に、やけどやけがであれば、数週間のうちに治ります。治りにくい傷を難治性皮膚潰瘍といいます。

糖尿病による神経麻痺(しびれ)や血流障害(血管の詰まり)が原因となることが多く、ほかには静脈うっ滞(逆流)や自己免疫疾患が原因となることもあります。

褥瘡(床ずれ)の漢字の由来は「ふとんによるはれ物」ですが、栄養状態や寝返りができないなどの要因もあり、治りにくいです。治療の基本は、まず適切なマットレスの使用により圧

迫を取り除くことと、十分な洗浄および適切な治療です。

皮下脂肪組織に至る褥瘡の場合は、持続陰圧閉鎖療法の装置によって肉芽*2形成を促進する治療法があります。最近は、その装置にある洗浄液の周期的自動注入機能により、細菌感染の温床となる壊死*3組織や不良肉芽組織の除去ができるようになりました。また治療の期間によっては、皮膚移植(植皮術)や周囲の皮膚を移動(皮弁術)させることも計画します。

*2 肉芽:外傷や炎症によって欠損した部分にできる赤く柔らかい粒状の組織
*3 壊死:組織や細胞が死んでしまうこと

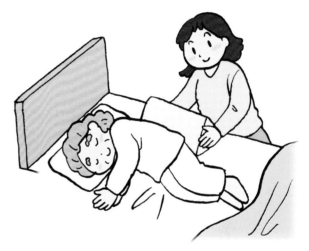

図2 褥瘡(床ずれ)のケア

手の外傷 切断指について

指が切断された場合、切断された指の血行を再開させる再接着手術を早急に行わないと、壊死してしまいます。切断した指は、まず湿ったガーゼで包んでからビニール袋に入れます。さらに、ビニール袋を外側から氷水で冷やした状態で保存してください。手はガーゼなどで保護・圧迫、挙上して、できるだけ早く形成外科医や外科医が勤務している病院に連絡をしてください。

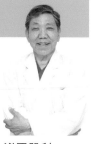

尿路結石症

近年、増加している 尿路結石症とは？

泌尿器科
部長
青木 正治
あおき まさはる

尿路結石症とは

尿は腎臓から尿管、膀胱、尿道を通って体外へ排出されます。この尿の通り
道を総称して尿路といいます。尿路に発生する尿路結石症は急な激しい痛み
を伴うことがあります。再発しやすい病気で、近年、増加傾向にあります。

症状と原因

急な激しい痛みや
吐き気を伴うことがある

　腎臓で生成された尿の中には、血液中で不要
となったさまざまな物質（老廃物）が溶け込ん
でいます。これらの物質の中でカルシウムや
シュウ酸などの成分が結晶化して、腎臓内で硬
いかたまりとなったものが尿路結石です。

　尿路結石は、腎臓内にとどまっている間は自
覚症状がほとんどなく、健康診断などで偶然見
つかることが多いです。しかし、腎臓にできて
いた結石が尿管へ移動することで、わき腹から
背中にかけて激しい痛みが現れることがありま
す。この痛みは短時間で自然に治まることが多
いですが、時には一時的に痛みが現れることも
あります。痛みとともに吐き気や血尿を伴うこ
とも多いです。尿路結石の症状は、移動した部
位により、いろいろ変化します（図1）。

　尿路結石は男性に多くみられ、近年増加傾向
にあります（図2）。

　尿路結石の原因には多くの要因があります
が、患者さんの日常の生活習慣や生活環境との
関連が強い病気です。最近は、①高カロリー高
脂肪食の過剰摂取、②不規則な食習慣、③水分

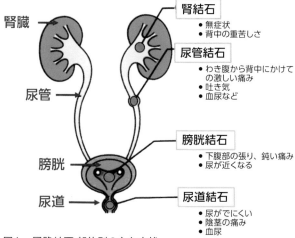

図1　尿路結石 部位別の主な症状

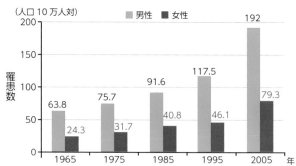

（出版元：金原出版、『尿路結石症診療ガイドライン第2版』日本泌尿器科学会 ／ 日本泌尿
器内視鏡学会 ／ 日本尿路結石症学会著、2013年9月より引用）

図2　上部尿路結石の年間罹患率の推移
（1965年～2005年10年毎の全国疫学調査より）

摂取不足、④運動不足、⑤ストレスの多い環境
などが、尿路結石症の増加原因として重要視さ
れています。

検査・診断

診断にはCT撮影が役立つ

　尿路結石が疑われたときには、①尿検査、②エコー（超音波）検査、③X線撮影、④CT撮影などの検査を行い診断します。これらの検査の中で、CT撮影は２～３mm程度のごく小さな結石も見つけることができ、尿路結石の診断に大変有用です。また、CT撮影では結石の部位やそのサイズばかりでなく、尿路結石による腎臓や尿管への影響を判定することができ、治療方針を決めるうえで役立ちます（図３）。

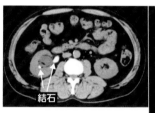
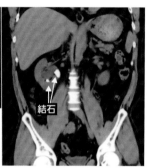

図３　CT写真（右腎結石）

予防と治療

尿路結石は再発しやすいため予防が大切

　ほとんどの尿路結石は現時点では、薬物で小さくすることはできません。長径が10mm以下の比較的小さな結石は、水分をとって尿量を増やすことと適度な運動をすることで、自然に体外へ排出（自然排石）させることが可能です。実際に痛みで見つかった尿路結石症の患者さんの６～７割程度は自然排石します。

　しかし、尿路結石の中でも自然排石しないまま長期間経過すると、腎機能を障害する可能性があります。そのような場合は手術的治療が必要となります。手術治療としてはESWL（体外衝撃波結石破砕術）が代表的な治療です。これは衝撃波発生装置を用い、皮膚表面から結石に照準を合わせて衝撃波エネルギーを投与する治療です。

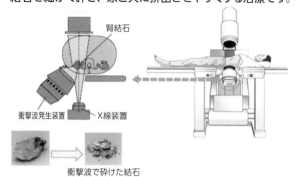

衝撃波発生装置で、体外から結石めがけて衝撃波を当てて、結石を細かく砕き、尿と共に排出させやすくする治療です。

腎結石
衝撃波発生装置　　X線装置
衝撃波で砕けた結石

図４　ESWL（体外衝撃波結石破砕術）の説明図

　衝撃波を当てることで、ほとんどの結石は細かく砕け、尿とともに体外へ排出されます（図４）。

　当院では以前からESWLを行っており、良好な結果が得られています。ただ、結石の部位や大きさによってはESWLで治療できないこともあり、その場合は経尿道的尿管砕石術や経皮的腎砕石術などの内視鏡を用いた手術が必要となります。

　尿路結石は再発しやすい病気で、患者さんの２人に１人は５年以内に再発します。結石ができる原因はさまざまで、再発を防ぐことはなかなか難しいですが、食生活習慣を見直すことで、ある程度の予防は可能です。尿路結石の予防には、水分を１日に２リットル以上とることや、偏りのない食生活を心がけることが大切です（図５）。

- ● 水分を十分にとる
  （食事以外で最低２リットル以上とる）
- ● バランスの良い食事を心がける
  （栄養や朝、昼、夕のバランスに気をつける）
- ● 尿をアルカリ化する食品をとる
- ● 結石は就寝中に形成されやすいため、夕食から寝るまでの時間を３～４時間はあける

摂りすぎに注意する食品	積極的に摂る食品
尿を酸性化する食品 ・動物性タンパク質（プリン体）を多く含む食材 高カロリー食品 ・脂肪を多く含む食材、油の多い料理など シュウ酸を多く含む食材や飲料 ・ほうれん草、たけのこ、チョコレート、紅茶など 糖分や塩分を多く含む料理や飲料	尿をアルカリ化する食品 ・海藻類、野菜類（とくに緑黄色野菜） 植物性タンパク質を多く含む食材 ・大豆製品（納豆・豆腐）など 低脂肪の食材 カルシウムを多く含む食材 ＊カルシウム量１日600mg（牛乳３杯程度）は摂りましょう

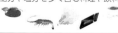
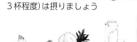

図５　尿路結石予防のための食生活での注意事項

中高年男性に多い前立腺肥大症とは？

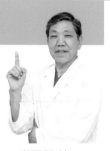

泌尿器科
部長
青木 正治
あおき　まさはる

前立腺肥大症とは

男性は50歳を過ぎる頃から、徐々にトイレの回数が増え、尿の勢いが弱くなったり、排尿後もすっきりしないなどの症状を感じることが多くなります。このような男性のおしっこに関する不具合に一番関係するのが前立腺肥大症（ぜんりつせん ひ だいしょう）です。

症状と原因

加齢とともに、おしっこに関して気になる症状がいろいろ現れる

前立腺は男性のみにある臓器で、膀胱（ぼうこう）の真下にあります。その大きさは栗の実大程度であり、形も似ています。前立腺の中央を尿道が通っており、前立腺は精液の一部となる分泌液をつくる役割をしています（図1）。

前立腺は50歳を過ぎる頃から加齢とともに大きくなります。大きくなった前立腺が膀胱や尿道を圧迫することで、排尿に関するさまざまなトラブルを起こします。このような状態を前立腺肥大症といいます。

前立腺肥大症の症状には、前立腺が尿道を圧迫することで起きる症状（排尿症状）、前立腺肥大が膀胱を刺激して起きる症状（蓄尿症状）、排尿直後の症状（排尿後症状）などがあります（表）。どのような症状をどの程度感じるかは、年齢や生活環境によってもかなり違いがありますが、患者さんの症状が強くなるにしたがい、QOL（生活の質）を障害することとなります。

前立腺が肥大する原因については、男性ホルモンとの関連が考えられていますが、患者さんの体質や生活習慣など、さまざまな要因もあるといわれており、正確なことはまだ明らかになっていません。

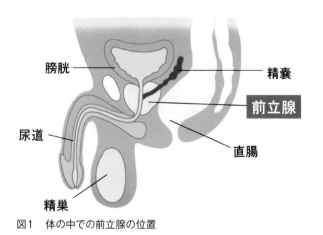

図1　体の中での前立腺の位置

排尿をしている際に感じる症状（排尿症状）

- ●排尿開始まで時間がかかる（排尿遷延）
- ●尿の勢いが弱い（尿勢低下）
- ●尿をしている間、何度も途切れる（尿線途絶）
- ●尿が出にくいため、お腹に力をいれる（腹圧排尿）
- ●尿のキレが悪く、排尿の終わりにポタポタ出る（終末滴下）

尿をためているときに感じる症状（蓄尿症状）

- ●急に尿意を感じ、トイレまで我慢するのが難しい（尿意切迫感）
- ●尿が近くて頻繁にトイレに行く（頻尿）
- ●夜寝てから起きるまでに何度もトイレに行く（夜間頻尿）
- ●トイレまで我慢できず途中で尿を漏らす（切迫性尿失禁）

排尿を終わった後に感じる症状（排尿後症状）

- ●尿を出しきれていないようなすっきりしない感じ（残尿感）
- ●排尿を終わった後に尿がたらたら出て下着を汚す（排尿後尿滴下）

表　前立腺肥大症でみられるさまざまな症状

検査・診断

前立腺肥大症は体に負担を
かけない検査で診断できる

前立腺肥大症の診断には、患者さんの尿の出方を調べる検査と前立腺の形や大きさを調べるための画像検査が必要です。患者さんの尿の出方をみる検査として、尿流測定と残尿測定があります。

尿流測定は、検査用トイレで尿をするだけの検査で、排尿量や尿の勢いが記録できます（図2）。画像検査としては、超音波（エコー）検査やCT撮影を行います（図3）。これらの検査結果と患者さんの自覚症状の程度を総合的に評価して、前立腺肥大症の進行状態を診断します。

また、前立腺肥大症とは直接は関係しませんが、中高年男性で増加している前立腺がんをスクリーニング（ふるい分け）するため、血液検査（PSA測定）も行います。

実際の尿の出方を確認するための検査

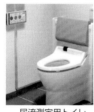

尿流測定用トイレ

残尿測定器

●コンピュータ記録装置とつながった便器に尿をしていただき、おしっこの勢いや排尿量、排尿時間を測定します
●その直後に膀胱に残っている尿量（残尿）を下腹部に器械をあてて測定します

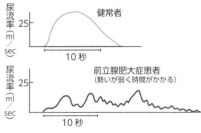

健常者
尿流率（ml／sec）25
10秒

前立腺肥大症患者（勢いが弱く時間がかかる）
尿流率（ml／sec）25
10秒

図2　尿流測定と残尿測定

前立腺肥大症がない人

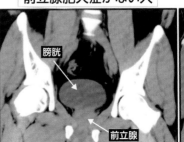

膀胱

前立腺

前立腺肥大症の人

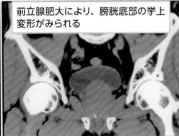

前立腺肥大により、膀胱底部の挙上変形がみられる

図3　CT撮影（骨盤前面像）。前立腺肥大のある人とない人の画像上の違い

予防と治療

大部分の前立腺肥大症は
薬で治療できる

治療は前立腺肥大の大きさだけでなく、患者さんがその症状によって、どれだけ困っているかで変わります。前立腺肥大があっても自覚症状があまりない方は、治療を要しないこともあります。前立腺肥大症の多くは薬で症状の改善が可能です。

薬としては、①前立腺肥大による尿道の圧迫を緩和する薬（交感神経アルファ1遮断薬）、②肥大した前立腺を縮小させる薬（5アルファ還元酵素阻害薬）が一般的です。

薬で効果がなく症状が強い場合は、手術療法が選択されます。尿道から内視鏡を入れて電気メスで前立腺を切除するTURPが一般的ですが、最近ではレーザーで前立腺を切除するHOLEPという方法もあります。

前立腺肥大症の発症自体を予防することは難しいですが、症状を悪化させないために、日常生活での注意が必要です。①便秘、②下半身の冷え、③長時間の坐位、④排尿の過度のがまん、⑤アルコールのとり過ぎなどに気をつけることが大切です。

また、ほかの病気で服用した薬の影響で症状が悪化することがあります。前立腺肥大症の人が一般的な風邪薬やかゆみ止め薬などを服用すると、急に尿の出が悪くなることがあり、服用には注意が必要です。日常生活を工夫し、日頃から症状を悪化させないような生活習慣を心がけることが大切です。

パーキンソン病とは？

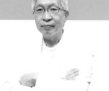

札幌孝仁会記念病院
脳神経内科
診療部長
柏木 基
（かしわぎ　もとい）

パーキンソン病とは

パーキンソン病は、ふるえ、関節などのこわばり（固縮）、動きが遅くなる（無動、寡動）、倒れやすい、転びやすいなどの姿勢の障害といった症状を主症状とし、50歳以上の方に多い疾患です。人口10万人に100～150人ほどの患者さんがいるとされています。

症状と原因

脳の異常が引き起こす体の動作の障害

●パーキンソン病の主な症状

・なにもしていないのに手がふるえる
・歩くときに前屈みになる
・歩くときに歩幅が狭い
・歩くときに手を振らなくなる
・足がすくんで、歩き出せない
・歩くときに次第に「はやあし」になって止まれない
・動作がにぶい
・スムーズに物が持てない
・細かい動作がしにくくなった
・字を書いていくと小さくなる
・声が小さくなって家族や友だちから聞き返されることが多い
・顔の表情がかたくなる
・転びやすい、方向転換がしにくい
・運動以外の症状として、痛み、しびれ、抑うつや認知力低下などが現れることがあります

●原因

原因としては、脳にある「黒質（こくしつ）」という部分の神経細胞が変化・減少することにより、そこで作られる神経信号を伝える物質（＝ドパミン）が減少することで症状が起こるとされています。ドパミン神経細胞の中にアルファシヌクレインという蛋白が凝集・蓄積して、ドパミン神経細胞が減少すると考えられています。

検査・診断

神経学的検査の重要性

神経学的検査が基本になります。丁寧な神経学的検査により、動きや動作のスムーズさを支配する錐体外路系*1に異常がないか、そのほかに脳から直接出る脳神経系や、運動の経路である錐体路*2、痛覚、温度覚などの表在感覚、振動覚、関節位置覚などの深部感覚、身体のバランスをとる小脳系や深部腱反射などを検査します。

動きのスムーズさの障害は、錐体外路症状と呼ばれますが、安静時振戦、固縮、姿勢反射障害、小刻み歩行、突進歩行、仮面様顔貌などがみられます。

補助検査として、脳MRI（図1）やCT検査で脳内に異常がないかを検査するとともに、MIBG心筋シンチグラフィ（図2）やドパミントランスポーターシンチグラフィ（図3）などを行い、より正確に診断することになります。

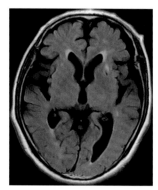

図1　脳MRI

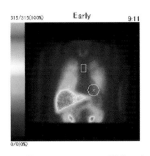
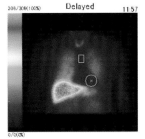

Early	9:11		Delayed	11:57
315/315(100%)			308/308(100%)	
0/0(0%)			0/x(x%)	

Heart	83.3 c/p		Heart	48.2 c/p
Mediastinum	59.8 c/p		Mediastinum	41.7 c/p

H/M	1.39		H/M	1.16

回帰式補正値			回帰式補正値	
H/M	1.46		H/M	1.18

正常参考値 核医学会(LME/ME)　2.1〜3.4　　　　正常参考値 核医学会(LME/ME)　2.3〜3.7

Washout Rate(BC+DC+)　68.0 %
正常参考値　3〜22%

図2　MIBG心筋シンチグラフィ

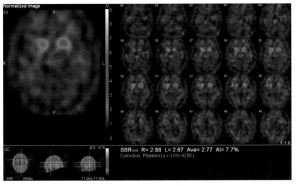

図3　ドパミントランスポーターシンチグラフィ

*1 錐体外路:この経路は、筋緊張、平衡感覚、姿勢、運動など、すべての筋骨格の運動の調整やバランス、筋の硬さなどの制御に関与しています

*2 錐体路:大脳皮質から運動線維を脊髄と脳幹に運ぶ経路です。体や顔の筋肉を随意的に制御する役割を担っています

内科・外科治療と
リハビリテーション治療

● 内科・外科治療

　治療はレボドパ配合剤を中心に、ドパミン受容体刺激薬やMAO-B阻害剤、COMT阻害剤、抗てんかん薬、その他の薬剤を併用して症状のコントロールを図ります。症状調整が困難と

なった場合には外科的治療として、リード線を目標とする脳内の神経に置き、電気で高頻度刺激を行い、目標の新計画の細胞活動を抑制する、脳深部刺激療法（DBS）を専門の施設で行うこともあります。

　特にふるえが強いパーキンソン病患者さんでは、経頭蓋MRガイド下集束超音波治療（MRgFUS）を行うこともあります。

● リハビリテーション治療

　パーキンソン病ではリハビリテーション治療が有効です。四肢（両手・両足）の悪い部位やこわばりのある部位、手指動作の細かな作業がしにくい、嚥下（飲み込み）や会話、発語がうまくいかないなどの症状にあわせて、理学療法や作業療法、言語聴覚療法を行い、症状の改善を図ります。さらに在宅でのリハビリテーションを継続できるように、介護保険で利用できるデイケアなどにつなげられるよう、ホームプログラムを作成したりしてサポートしています。

神経内科／脳神経内科で扱う
主な疾患

　パーキンソン病をはじめ、進行性核上性麻痺、多系統萎縮症、脊髄小脳変性症、アルツハイマー型認知症やレビー小体型認知症、筋萎縮性側索硬化症などの神経変性疾患や、髄膜炎、脳炎などの中枢神経感染症、筋無力症、筋炎などのほか、片頭痛や緊張型頭痛などの機能性疾患、ギランバレー症候群や慢性炎症性多発根神経炎（CIDP）、糖尿病性末梢神経障害などの末梢神経疾患などを診断、治療しています。

乳がんの検診・診断・治療について

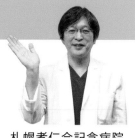

札幌孝仁会記念病院
乳腺外科
診療部長
小宮 裕文
（こみや ひろふみ）

乳がんになる人の人数（罹患数）と年齢分布の推移

日本人女性の乳がん罹患数は2022年予測で94,300人となっており、がんの中で最も多くなっています。今や、9人に1人が乳がんになる時代です（図1）。中高年、特に40歳代後半〜60歳代後半で罹患率が大きく増加し、2018年にはこの年齢層の罹患率のピークが明らかになっています（図2）。70、80歳代の乳がんも増加していますので、何歳になっても検診を受けることをお勧めします。

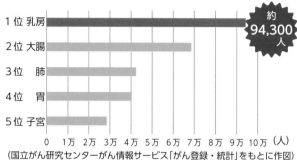

（国立がん研究センターがん情報サービス「がん登録・統計」をもとに作図）

図1　部位別予測がん罹患数

症状と原因

　乳がんになりやすい人として、①肥満（BMI30以上）、②アルコール摂取が多い、③喫煙、④糖尿病の人、などが挙げられます。乳房にしこり、血性乳汁分泌、乳頭・乳輪部の皮膚の湿疹・ただれ・くぼみなどがあれば、乳がんが疑われますので早めに医療機関を受診しましょう。

検査・診断

　当院の特徴は以下になります。

（1）健診センターでの乳がん検診

　健診センターでの乳がん検診は、月〜金曜まで実施しています。マンモグラフィー（乳房X線検査）と乳房超音波（エコー）検査を行っています。

（2）乳腺外来

　以下の方々を乳腺外来で診療しています。
①乳房に違和感、しこり、痛みなど症状がある方
②検診で精密検査が必要となった方
　悪性が疑われ病理検査が必要な方は、乳腺外来受診日に行うことができます。

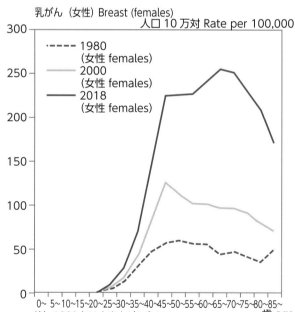

乳がん（女性）Breast (females)

注）1980年は上皮内がん含む。
（公益財団法人 がん研究振興財団「がんの統計 2023」、国立がん研究センターがん情報サービス「がん登録・統計」より引用）

図2　年齢階級別乳がんの罹患率推移（1980,2000,2018年）

（3）病理検査

　病理検査には細胞診と組織診があります。
　細胞診は、採血と同じような注射器の針を目的のしこりに穿刺（針を刺すこと）し、細胞を吸引し、プレパラートに吹き付け、細胞を固定してから顕微鏡で見ます。細胞の形態を見て、正常、良性、悪性疑い、悪性などと診断します。

ただし、どのタイプの乳がんなのかは判定できません。

● 乳がんの診断方法：組織診①（針生検）

「写真1」のような道具を用いて、超音波検査下に麻酔を行い、皮膚を2mmほど切開して針を挿入し、腫瘍部分の組織を太い鉛筆の芯のように採取してきます。細胞ではなく組織なので、良悪性だけでなく、悪性（がん）の場合、がんの性質まで診断することができます。これにより、がんに対する治療計画を立てることができます。

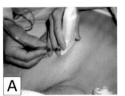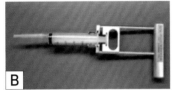
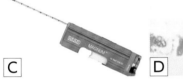

写真1　組織検査（組織診：針生検）
A: エコー下で細胞診（注射器の針を刺している）を行っている様子
B: 注射器をこのような道具につけて行うこともあります
C: 生検用穿刺器具（針生検／画像提供：株式会社メディコン）
D: 針生検で採取した組織

● 乳がんの診断方法：組織診②
　（VAB：吸引組織生検）

「写真2」のような道具を用いて、超音波検査下に麻酔を行い、皮膚を2〜3mmほど切開して針を挿入し、腫瘍部分の組織を爪楊枝の大きさで採取していきます。針生検と同様に細胞ではなく組織なので、良悪性だけでなく、悪性（がん）の場合、がんの性質まで診断することができます。これにより、がんに対する治療計画を

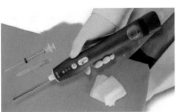

写真2　吸引式組織生検用針キット（吸引組織生検／画像提供：株式会社メディコン）

立てることができます。

針生検はエコーガイド下に2mmほどのバネ式の針を刺し、組織を採取します。バネ式なので、胸壁に近い病変ではバネ式でないVABを行います。また、針生検を行っても病理で確定診断が得られなかったときは、VABで改めて検査を行うことがあります。

● あなたはどのタイプの乳がんですか？

手術する前に、つまり診断時にどのタイプの乳がんなのか調べることが大切です。それにより、恩恵を受けることがあります。特に明らかにリンパ節転移陽性の症例では、術前に抗がん剤治療を受けた方が、より再発リスクを減らせる患者さんがいます。

どのような抗がん剤治療が、効果があるのかは乳がんのサブタイプ（表）によって決められます。診断時に組織検査を行うことは大変重要であり、当院では専門医による検査・診断・組織検査を外来で行っています。検査体制に制限がありますので、できる限り予約して受診してください。

	ホルモン受容体陽性		ホルモン受容体陰性	
HER2陰性	増殖能力が低い	増殖能力が高い	トリプルネガティブ	
	ルミナルAタイプ	ルミナルBタイプ	PD-L1陰性	PD-L1陽性
HER2陽性	ルミナル・HER2タイプ		HER2タイプ	

表　乳がんのサブタイプ

予防と治療

個人でできる予防としては、禁煙、禁酒、運動することが乳がんになるリスクを減らすことにつながります。乳がんと診断されたときは、サブタイプや進行度（ステージ）によって治療方針が異なり、また年々新しい治療が導入されていますので、専門医に聞いてください。

バセドウ病の放射性ヨウ素内用療法

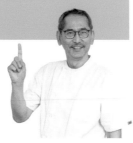

放射線科
高度健診センター・
PETセンター
センター長
秀毛 範至
しゅうけ　のりゆき

バセドウ病とは

甲状腺はのど仏の下部にある内分泌臓器で、代謝を調節する甲状腺ホルモンを産生しています。バセドウ病は、自己免疫疾患（免疫が自分自身の体を攻撃してしまう病気）の1つで甲状腺の働きが異常に活発になることで、甲状腺ホルモンが過剰に産生され、さまざまな症状が現れる病気です。

症状と原因

甲状腺ホルモンが異常に分泌され、新陳代謝が過剰に

　甲状腺ホルモンの産生は通常、視床下部および下垂体から分泌される上位の調節ホルモンによるフィードバック調節により適切なレベルに調節されています。

　しかし、バセドウ病では体の中に甲状腺を持続的に刺激する自己抗体が現れ、正常なフィードバック調節が逸脱し、過剰に甲状腺ホルモンが分泌されます。甲状腺機能亢進症の1つでもあり、食欲増加、体重減少、手指の震え、発汗、

頻拍、不整脈など、さまざまな症状をきたします。

検査と診断

血液検査や甲状腺シンチグラフィや超音波（エコー）検査で診断

　血液中の甲状腺ホルモン、甲状腺刺激ホルモン（TSH）、抗TSH受容体抗体、甲状腺刺激抗体の測定を行い、甲状腺ホルモン高値、TSH低値、抗TSH受容体抗体／甲状腺刺激抗体陽性を証明します。また、甲状腺シンチグラフィによる甲状腺機能評価や甲状腺エコー検査による血流／形態評価を行い、びまん性の機能亢進

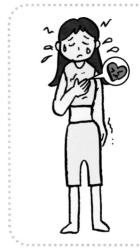

眼球突出・前頸部の腫れ・頻拍・不整脈

興奮・集中力低下・うつ様症状

体温上昇・発汗・高血圧

食欲増加・体重減少

手指の震え・筋力低下・関節痛・腰痛・むくみ

図1　バセドウ病の主な症状

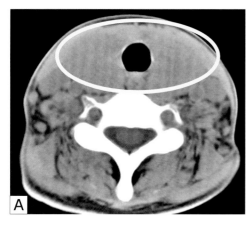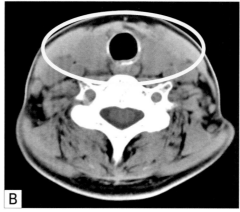

図2　放射性ヨウ素内用療法前後の甲状腺CT画像
CT画像より算出した内照射試行前の甲状腺体積は74mlと高値を示したが（A）、治療後4か月のCTでは28mlと正常化しました（B）。
○印は治療前後と相違箇所

状態であることを証明します。

　診断は、前述の血液検査異常所見や甲状腺シンチグラフィによる機能亢進所見に加えて、頻脈、体重減少、手指の震え、発汗増加などの甲状腺機能亢進所見、びまん性甲状腺腫大、眼球突出などの目の症状があればバセドウ病と診断します[1]。

予防と治療

バセドウ病の放射性ヨウ素内用療法

　治療法は、抗甲状腺剤による甲状腺ホルモン産生の抑制、手術による甲状腺部分切除、放射性ヨウ素内用療法による甲状腺細胞の破壊の3つです。国内では抗甲状腺剤を用いた薬剤治療が選択されることが多いですが、欧米では放射性ヨウ素内用療法が第一選択です。

　甲状腺は海藻などの食物に含まれるヨウ素を原料として甲状腺ホルモンを産生します。そこで、細胞に与える影響が大きいベータ線を放出するヨウ素のアイソトープ（ヨウ素131）を内服し、吸収されたヨウ素131を甲状腺細胞に取り込ませて、ヨウ素131を取り込んだ甲状腺細胞をベータ線で破壊し、甲状腺ホルモン産生を低下させるのが放射性ヨウ素内用療法の原理です。

　放射性ヨウ素内用療法施行前後の甲状腺CT画像を示します（図2）。治療後、甲状腺が縮小しているのがわかります。副作用はまれですが、一時的に甲状腺ホルモンが過剰に血液中に放出されて、甲状腺機能亢進症が悪化することがあります。また、まれに目の症状が悪化することがありますが、これらの副作用に対しては薬剤で対処します。甲状腺を含めて、発がんリスクは低く、治療後、正常妊娠や出産も可能です。

　治療効果は、2週から数か月で認められます。放射性ヨウ素に対する甲状腺の感受性には個人差があり、適切な投与量を計算して治療を行いますが、効果が不十分で、甲状腺ホルモンが正常化しない場合もあります。この場合、半年後に再治療を行います。

　逆に効果が強く出て、甲状腺機能が低下する場合もあります（一時的、あるいは永続的に）。この場合、甲状腺ホルモン剤を内服してもらいます。甲状腺ホルモン剤には、抗甲状腺剤のような副作用はなく、適量を服用していれば、生活には全く問題ありません。当院では、この放射性ヨウ素内用療法を外来で行っています。バセドウ病の患者さんで、薬剤治療が困難、外科治療後の再発、早期の確実な治癒を望まれる方々にはこの治療法は良い適応です[2]。

［参考文献］
1）バセドウ病の診断ガイドライン　日本甲状腺学会　2022/6/2改訂
2）放射性ヨウ素内用療法に関するガイドライン　第6版　日本核医学会分科会腫瘍免疫核医学研究会/甲状腺RI治療委員会 2018/10

去勢抵抗性前立腺がんに対するラジウム-223内用療法

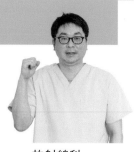

放射線科
部長
上林 倫史
（かみばやし　ともひと）

去勢抵抗性前立腺がんの骨転移

去勢抵抗性前立腺がんは高頻度で骨転移が起こります。ラジウム-223（放射性物質を含んだ薬）は注射で体内に送られると、代謝が活発になっているがんの骨転移巣に多く運ばれ、そこから放出されるアルファ線が骨に転移したがん細胞の増殖を抑えます。

症状と原因

前立腺がんは進行すると骨に転移しやすい

男性ホルモンの分泌を抑える治療（手術療法やホルモン療法）を実施しても、病状が悪化する前立腺がんのことを「去勢抵抗性前立腺がん」といいます。去勢抵抗性前立腺がんでは、およそ80％の高い頻度で骨転移が起こることが知られています。

骨にがん細胞が転移しても、初期では症状がほとんどないため、すぐに気づかれることはありません。しかし、病気が進行するとがん細胞が骨の中の神経を刺激したり、脊髄など周囲の組織を圧迫したりすることで、痛みやしびれ、麻痺などが起こりやすくなります。

また、転移した場所の骨がもろくなるため、少しの力がかかるだけで骨折しやすくなります（病的骨折）。さらに、骨のカルシウムが血液に流れ出す「高カルシウム血症」が起こると、食欲不振、吐き気、倦怠感、多尿、意識障害などの症状がみられることがあります。

骨転移に伴うこうした症状は、患者さんの生活の質を大きく低下させる原因になるばかりでなく、生存期間にも影響を及ぼすリスク要因となります。このため、できるだけ早い段階から適切な治療を始めて、病気の進行や症状を抑えることが大切です。

検査・診断

前立腺がんの骨転移は画像、血液・尿検査で診断する

前立腺がんの骨転移の有無や広がりの程度は、CTやMRI、骨シンチグラフィ（骨シンチ）などの画像検査で確認します（表）。骨シンチでは全身の骨を一度に検査することができます。血液・尿検査では、PSAなどの腫瘍マーカーや骨代謝マーカーを測定します。

画像検査の種類	診断内容
MRI	・前立腺内のがんの位置と大きさ ・がんの広がりの程度 ・リンパ節転移の有無　など
CT	・リンパ節転移の有無 ・前立腺から遠く離れた組織への転移（遠隔転移）の有無　など
骨シンチグラフィ	・骨転移の有無

表　画像検査の種類

予防と治療

早期治療が大切

　当院では、去勢抵抗性前立腺がんの骨転移に対するラジウム-223による内用療法を行っています。

　ラジウム-223には骨の成分であるカルシウムと同じように骨に集まりやすい性質があり、注射で体内に送られると、代謝が活発になっているがんの骨転移巣に多く運ばれ、そこから放出されるアルファ線が骨に転移したがん細胞の増殖を抑えます（図）。アルファ線はエネルギーが高く、細胞を破壊する力が強いという特徴があります。しかし、アルファ線の力が届く距離は0.1mm未満（体内）と短いことから、正常細胞に影響を及ぼすことは比較的少ないとされています。

　ラジウム-223を注射する前に、ほかの内臓に転移がないことや骨髄抑制の有無などを確認します。骨髄抑制とは、白血球や赤血球、血小板などを作っている骨髄の機能が低下して、これらの血液細胞が減少することをいいます。

　ラジウム-223の投与は4週間ごとに1回、静脈注射で投与します。最大6回の注射を受けたら治療は終了です。注意が必要な副作用に骨髄抑制があります。その他の副作用（発生頻度5％以上）として、悪心、嘔吐、下痢、食欲減退、骨の痛み、疲労などがあります。

　これまでの骨転移に対する治療は、症状の出現を遅らせたり、症状を和らげることが中心でしたが、最近は去勢抵抗性前立腺がんに対する新しい治療薬が登場したことで、症状の緩和に加え、生存期間の延長もめざせるようになりました。

①ラジウム-223は放射性物質を含んだ薬で、静脈注射で体内に投与され、代謝が活発になっている骨転移巣に集まります

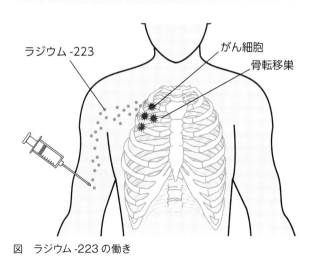

ラジウム-223
がん細胞
骨転移巣

②ラジウム-223から放出されるアルファ線（α線）と呼ばれる放射線によって、骨に転移したがん細胞の増殖を抑えます

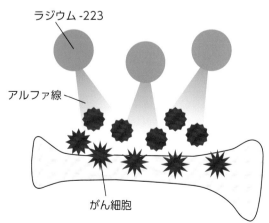

ラジウム-223
アルファ線
がん細胞

図　ラジウム-223の働き

手術の安全と確実性を担う麻酔科の役割

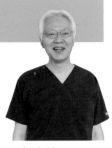

麻酔科
部長
三浦 美英
みうら よしひで

麻酔とは

当院には手術を目的として入院する患者さんが多くいます。手術を確実に、かつ安全に遂行するための大前提が麻酔であり、麻酔診療を担当する部門が麻酔科です。麻酔科は外科手術のインフラであるといっても良いかもしれません。麻酔には全身麻酔法と局所麻酔法の2種類あり、麻酔科医は全身麻酔、および局所麻酔のうち伝達麻酔（神経ブロック、脊髄くも膜下麻酔、硬膜外麻酔）を担当します。麻酔科医は手術内容と患者さんの全身状態に基づいて、適した麻酔方法を採択して麻酔を行い、麻酔中は常に患者さんを看視しています。以下に、麻酔診療の基本的な流れを説明します。

術前診察

手術前日あるいは当日に、担当の麻酔科医が患者さんを訪室し、術前診察を行います。全身状態についての問診、脈の触診、心臓や肺の聴診、口腔内の状態の視診などを行ったうえで、麻酔方法について説明します。麻酔科医の配置や臨時手術の状況などにより、病棟での診察が行えない場合でも術前検査データや診療録を把握したうえで、手術室で患者さんの診察を行っています。

麻酔導入

手術室に入室する際には、医療安全の観点から患者さん本人であること、手術部位、そしてアレルギー等について再度確認します。手術台に移動した後には心電図、血圧計、パルスオキシメーターを装着し、モニタリングを開始します。必要に応じて追加のモニタリングや点滴を行うことがあります。全身麻酔に伝達麻酔を併

用する場合は、麻酔導入前または導入後に行います。

準備ができたら麻酔導入です。患者さんの顔にマスクを装着し、酸素を吸ってもらいます。点滴から麻酔薬を注射すると、ほどなく意識が消失します。その後は「気道確保」の処置を行います。具体的には、筋肉を柔らかくする薬を投与した後、喉頭鏡という道具で口を開け、気管チューブを気管に挿入し、人工呼吸を開始します。気道確保は手術中の命の確保に最も重要な処置です。

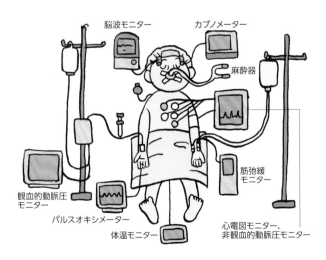

図1　麻酔導入後のモニター装置の様子

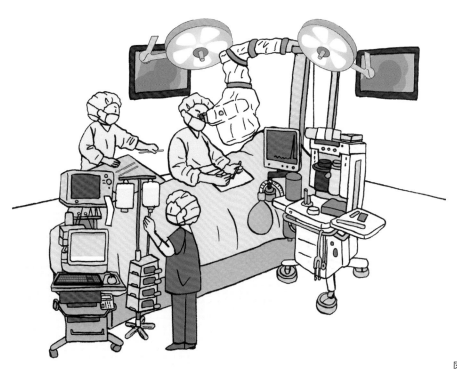

図2　手術の様子

麻酔維持

　麻酔中は、ガスの麻酔薬や点滴の麻酔薬とともに強力な鎮痛剤を持続的に投与し、麻酔状態を維持します。麻酔科医は麻酔の深さ、呼吸状態、血圧、輸液量（点滴）、血糖値、体温などを適切な範囲内に保つように麻酔薬、酸素、その他さまざまな薬剤を調整しながら投与します。また、術後に強い痛みが生じないように鎮痛薬の投薬も行います。

麻酔覚醒

　手術が終了し、創口が塞がれたら麻酔薬の投与を終了します。個人差はありますが、およそ10分前後で麻酔から覚醒します。目が覚めたら気管チューブを抜去し、血圧や呼吸状態に問題なく、強い痛みがなければ麻酔管理を終了します。手術や患者さんの状態に応じて、ICU（集中治療室）あるいは病棟に帰室し、主治医による術後管理に移行します。

● 心臓血管外科の麻酔は特別

　心臓血管外科手術の麻酔には専門の知識と診断技能が必要です。当院は旭川医科大学病院麻酔科より心臓血管麻酔専門医の資格を持つ麻酔科医を派遣してもらい、心臓血管外科手術の麻酔管理をお願いしています。

● 患者さんにお願いしたいこと

　手術が決まりましたら禁煙しましょう。喫煙している患者さんは、気道確保時に喘息発作を起こしやすいほか、喀痰が増えるため術後に肺合併症を起こすリスクがあります。また、普段から口腔内を清潔に保ち、定期的に歯科を受診しましょう。口腔内が汚れていると細菌が肺に流れ込み、やはり肺合併症を起こすリスクが高くなります。さらに、グラグラしている歯があると気道確保時に脱落してしまうかもしれません。手術が決まったら禁煙し、そして普段からの口腔衛生維持をお願いします。

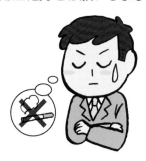

自己の幹細胞を用いた再生医療を提供

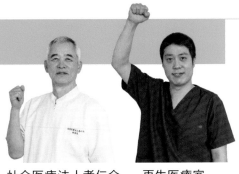

社会医療法人孝仁会
理事長
齋藤 孝次
さいとう こうじ

再生医療室
室長
杉本 弘文
すぎもと ひろふみ

当院では厚生労働大臣へ届け出を行い、患者さん自身の幹細胞を用いた再生医療を提供しています。また、厚生局に届け出済みの幹細胞を培養するためのクリーンルームも併設しており、幹細胞の培養、投与、その後のリハビリテーションまで対応しています。

再生医療について

　再生医療とは、病気やけがで欠損した組織の修復や失われた機能の再生を目的とした、細胞等を用いる医療です。2014年に再生医療等の安全性の確保等に関する法律が施行され、主に免疫細胞療法や幹細胞を用いた治療がこの枠組みに含まれます。

　想定されるリスクの度合いによって、第1種から第3種まで分類され、自由診療や臨床研究を行う際には再生医療等提供計画を作成し、厚生労働大臣の認定を受けた特定認定再生医療等委員会の審査を受け、適正と認められた計画書を厚生労働省へ提出する必要があります。

　当院でも所定の手続きを経た計画書を厚生労働省へ提出し、受理された後に患者さんに対して自身の幹細胞を用いた再生医療を提供しています。

幹細胞について

　私たちの体は60兆個の細胞で構成されています。細胞にはさまざまな種類があり、それぞれに役割を持っています。

　通常、ヒトの体内で働く細胞は寿命があり、新しい細胞と入れ替わりながら体を維持しています。寿命のほかにも、けがなどの損傷により細胞が失われたり、機能が損なわれることもあります。

　幹細胞は、分裂して自身のコピーを作る能力と、別の種類の細胞に変化する能力を持っています。これらの能力は私たちの体を維持するための一翼を担っています。幹細胞は脂肪組織、骨髄、臍帯血など、さまざまなところに存在していますが、当院では脂肪組織由来の間葉系幹細胞を用いています（図）。

当院の再生医療への取り組み

　再生医療等の安全性の確保等に関する法律が施行されたことを受け、釧路孝仁会記念病院特定認定再生医療等委員会を設置し、厚生労働大臣の認定を受けました。その後、当初は脳梗塞、脊髄損傷、変形性ひざ関節症を主として数件の提供計画を提出し、患者さん自身の脂肪組織から得られた幹細胞を用いた再生医療を提供してきました。

　2023年5月の時点では、第2種の提供計画が

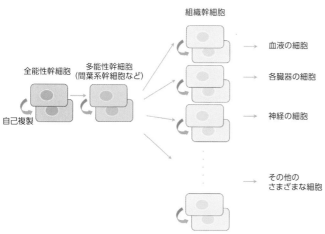

図　幹細胞の特性

全能性幹細胞

多能性幹細胞
（間葉系幹細胞など）

自己複製

組織幹細胞

→ 血液の細胞

→ 各臓器の細胞

→ 神経の細胞

→ その他の
さまざまな細胞

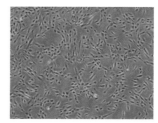

写真1 幹細胞

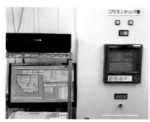

写真2 モニタリングシステム

9件、第3種が2件受理されています。また、治療に使用する幹細胞は、院内に併設した細胞培養加工施設と呼ばれる専用のクリーンルームで専門のスタッフにより培養という作業を行い増やしています。

　今後は、孝仁会グループの医療機関において、当院の細胞培養加工施設で幹細胞の培養を行い、投与は各医療機関で行うといった体制を整えることも考えています。

細胞培養加工施設（CPC）について

　細胞の培養は、専用の細胞培養加工施設（Cell Processing Center：CPC）で行います。2014年に再生医療等の安全性の確保等に関する法律が施行され、再生医療に使用する細胞を培養するCPCは国内の施設であれば、厚生労働省へ製造許可の申請を行うか、医療機関に併設される施設の場合は届け出を行う必要があります。

　当院では、手術室で採取した患者さんの脂肪組織は、院内に併設したCPCで培養から出荷までを行います（写真1）。

　CPCはクリーンルームとなっており、コンピュータにより室温、湿度、室圧、浮遊微粒子が24時間モニタリングされ、室温、湿度、室圧をコントロールしています。また、担当スタッフによる環境モニタリングでは浮遊微粒子、浮遊菌、付着菌、落下菌を定期的に測定し、清浄度を維持するように努めています（写真2）。

　細胞の培養開始からの工程表や資材管理、培養中のフラスコや凍結細胞の管理などは専用の管理システムを用いて行っています。例えば、凍結細胞についてはQRコードを用いてロケーション管理を行い、取り違え等の発生を防止しています。工程表については実施者や実施した時刻等の記録がされています。培養をして増やした幹細胞は、管理システムでロケーション管理をしつつ液体窒素タンクの気相で凍結保存されます。

　品質管理としては、培養した際の培養液を用いて無菌試験、エンドトキシン試験、マイコプラズマ否定試験を行い汚染されていないかどうかを検査しています。

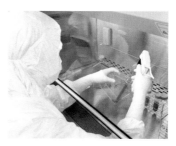

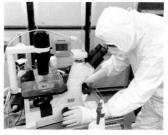

写真3 CPC での作業

孝仁会
キャラクター
紹介

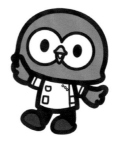

動物：エゾフクロウ
職種：薬剤師
名前：やっくん

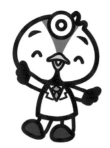

動物：タンチョウヅル
職種：医師
名前：ツル先生

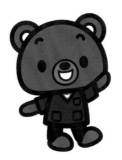

動物：エゾヒグマ
職種：臨床工学技士
名前：まあくん

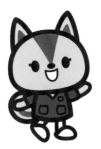

動物：エゾリス
職種：看護師
名前：くるちゃん

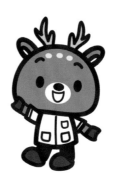

動物：エゾシカ
職種：リハビリ技師
名前：えぞっち

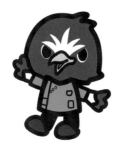

動物：オオワシ
職種：診療放射線技師
名前：ホッシャー

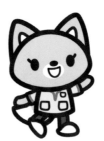

動物：キタキツネ
職種：介護士
名前：こんちゃん

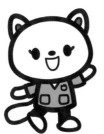

動物：エゾテン
職種：臨床検査技師
名前：りんちゃん

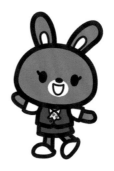

動物：エゾウサギ
職種：事務員
名前：くーちゃん

医療を支える部門の紹介

地域の人々に信頼される思いやりのある看護の提供をめざして

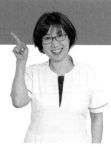

看護部
部長
安部 まり子
あ べ まり こ

思いやりの看護

病気になると誰もが「不安」になります。気持ちが動揺し、医師の話は「何を言っているのかわからない」と感じ、検査の前には「自分が何をどう準備すれば良いかわからない」と迷います。そんなとき、看護職は患者さんの側に寄り添い、患者さんの立場に立って説明や支援を行い、安心感を与えています。

また、病気の診断に必要な「採血」をしたり、治療に必要な「点滴」をしたり、わかりやすく説明して処置を行います。そして、何よりも患者さんの一番側にいて、療養生活に必要な食事、睡眠、排泄などのお世話をします。患者さんが安心して療養生活を送れるように、常に相手を思う「思いやりの看護」を提供します。

脳と心臓の急性期病院での看護

「急性期」[*1]の患者さんは、病気の急な発症と病状の変化が特徴になります。特に脳と心臓に異変があると生命の危機を感じてしまいます。

当院では患者さんの変化を見逃さず、すぐに気がつけるように努めています。患者さんが看護師を呼びたいとき、呼ばなくても側にいる、いて欲しいときに側にいる、患者さんの側で安全と安心を提供する「セル看護提供方式＝セル看護」を推進しています。

セル看護では、現在、病室内に看護師がいる、病室前の廊下に看護師がいるという体制の構築を看護部全員で取り組んでいます。

また、外来と手術室では、24時間患者さんを受け入れる体制を整え、地域の皆さんへ安心を提供しています。

＊1 急性期：病気・けがを発症後、14日以内（目安）。不安定な状態

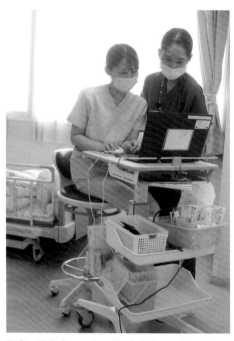

写真　道東唯一のSCU（脳卒中集中治療室）では、病室内で2人の看護師がペアを組んで患者さんを看ています

24 時間検査ができる体制で、安心・信頼される医療を提供します

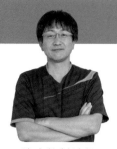

診療放射線部
課長
古川 研治
ふるかわ けんじ

診療放射線部の役割

　診療放射線技師の主な仕事は、大型の診断装置で撮影を行い、患者さんの体の状態や病気の原因などについて画像を通して調べることです。また、手術やカテーテル検査などでは治療の現場で撮影を行い、医師やほかの職種と協力しながら安全で質の高い医療の提供をめざしています。

　当院は多くの診療科を有し、頭部、心臓、外傷などの急性期の患者さんも多く扱うため、一刻を争う現場となることもあります。装置や検査の種類も多岐にわたり、業務範囲も広いですが、医療に携わる職種として成長を感じ達成感を味わうことができ、やりがいのある仕事です。

主な仕事内容

● 患者さんの撮影

　検査ではX線を使用したレントゲンやバリウム検査、断層像を描出するCT検査、電気と磁石を使用し体の中の組織を映し出すMRI検査、体内に放射線を出す薬を入れて、その薬の集まりを体外から観察するSPECT検査やPET検査など、さまざまな検査方法で体の状態や病気の原因を調べます。また、健康診断では症状が出る前に体の異常や不具合がないかを調べ、病気の早期発見につなげます。

● 画像解析処理

　検査で得られた膨大な画像を解析装置で処理し、血管や骨、臓器などを見やすく詳細に360°観察できる3D画像の作成を行うなど、手術や診断に役立つ情報を提供します。

● 読影の補助

　撮影した画像は医師が読影し診断しますが、検査時に発見された重大な所見や、それらの治療に急を要する可能性がある場合などは速やかに医師へ報告し、追加の撮影や画像作成などの次の対応をその場で行います。そのため、画像所見や疾患に対する知識を十分に身につける必要があります。

● 装置、放射線の管理

　検査で使用する装置は大型で精密です。いつでも正常な状態で稼働できるよう、装置の状態を把握し、調整や点検などを行っています。また、放射線を扱う検査も多くあるため、患者さんや職員の放射線による被ばくの量を確認し、人や物、建物など放射線にかかわるすべての管理を行います。

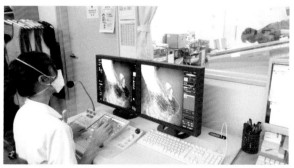

写真　胃のバリウム検査
検査中は患者さんに動いてもらい撮影を行います。そのため患者さんの協力が重要であり、動き方や撮影時の角度などをわかりやすく的確に伝え検査を行います

医療を支える部門の紹介

患者さんに寄り添い信頼される臨床検査のスペシャリスト！

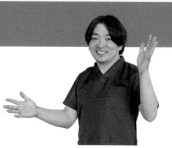

臨床検査部
部長
杉尾 英昭
すぎお　ひであき

臨床検査技師の役割とは？

　臨床検査は、患者さんから採取した検体（血液、尿、便、体の組織）を検査して肝機能や腎機能、腫瘍マーカー、ウイルス感染症などを調べる「検体検査」と、直接患者さんに心電図や脳波、エコー（超音波）などの検査をする「生理検査」の2つに分けられます。

　臨床検査は、医師が病気の診断や治療をするうえで欠かせないものです。私たち臨床検査技師はこれらの検査の質を高めながら、検査結果を報告します。技術の進化で臨床検査も日進月歩となっており、医療現場の検査のスペシャリストとして責任とやりがいのある仕事です。

●仕事内容

　臨床検査技師は、病院のさまざまな場所で仕事をしています。①分析機器で血液や尿を分析する検体検査、②献血による血液製剤を安心して使えるように検査・払出をする血液製剤の管理、③患者さんからの生体情報である心電図やエコー、脳波検査を行う生理検査、④安全に手術が行われるように手術中に神経活動をモニタリングする検査、⑤手術中に摘出された検体の病理診断を行う迅速病理検査、⑥医師や看護師など他の職種と協力して行う感染対策や栄養管理、⑦新型コロナウイルス感染症のPCR検査、などです。

　これらを行うにはたくさんの知識と経験が必要です。私たちは日々、医療検査技術の知識を学び、身につけていきます。そしてどんな場所でも患者さんと笑顔で接し、さまざまな職種のスタッフと連携して仕事をしています。

●救急医療に貢献

　当院は24時間・365日、心筋梗塞や大動脈解離、脳血管障害などの緊急手術や治療を必要とする患者さんを受け入れており、臨床検査技師も夜勤や呼出体制を行い、すぐに検査ができるように備えています。忙しいときもあり、緊張感がありますが、臨床検査という立場から地域医療と救急医療に日々貢献しています。

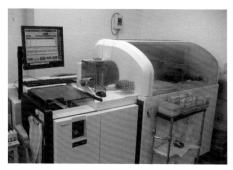

写真1　検体検査の自動分析機器

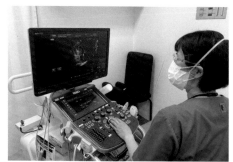

写真2　エコー検査をしている様子

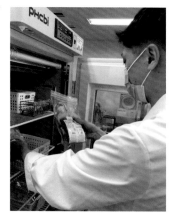

写真3　血液製剤を取扱っている様子

臨床工学科

医学と工学の両方の知識を もつ "いのちのエンジニア" 臨床工学技士をめざして

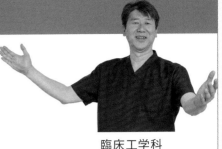

臨床工学科
課長
下重 忠幸
しもしげ ただゆき

臨床工学技士の役割

臨床工学技士（CE：Clinical Engineer）は、メディカルスタッフの一職種であり、血液透析装置や人工呼吸器、人工心肺装置などの生命維持管理装置を操作したり、院内にある医療機器をいつでも安全に使えるよう保守・点検したりする医療機器の専門医療職、医療技術者です。医療技術の進歩に伴い、医療機器は、より高度で複雑になってきており、医学だけではなく工学に関する専門知識が求められます。医療に不可欠な医療機器のスペシャリストとして、今後ますます増大する医療機器の安全確保と有効性維持の担い手として手術や治療をスムーズに進められるようチーム医療を支えています。

主な仕事内容

●**血液浄化業務**（写真1）
血液透析療法、血漿交換療法、血液吸着法など、さまざまな血液浄化療法がありますが、その中で最も一般的な人工透析（血液透析）の業務に携わります。

●**手術室業務／人工心肺業務**（写真2）
手術室では人工心肺装置や生体情報モニター、麻酔器、内視鏡、顕微鏡、電気メスなど、使用される機器の準備や点検、操作を行います。

●**心血管カテーテル業務／アブレーション業務**
心電図や血圧などの生体情報のモニタリング、3Dマッピング装置の操作、機器の設置・準備などを行い、医師をサポートします。また、医師の指示にしたがって、ペースメーカーやそのほかの機器の設定を調整したり、外来や遠隔で稼働状況を定期的にチェックしたりします。

●**ME機器管理業務**（写真3）
MEセンターではME機器管理ソフトを利用し、病院内の生体情報モニターや輸液ポンプ、シリンジポンプ、人工呼吸器などの管理・修理・保守点検を行っています。また、安全に装置を使用するため、効率的で適切な一括管理運用ができるようにしています。

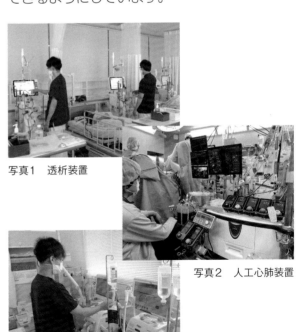

写真1　透析装置

写真2　人工心肺装置

写真3　人工呼吸器

医療を支える部門の紹介

高度急性期医療に貢献する
リハビリテーションの
提供をめざして

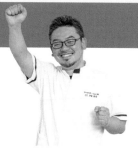

リハビリテーション部
部長
伊藤 耕栄
いとう こうえい

リハビリテーションの役割

急性期におけるリハビリテーション（以下、リハ）の役割は、病気やけが、疾患の悪化により入院している患者さんに対して、現行の病気治療のサポートをしながら、できる限り早期から身体活動が可能になるように支援します。また、社会参加に影響をおよぼす身体・認知機能の合併症を予防するためのサポートも行います。

主な仕事内容

● **診療体制**

当院では、すべての診療科の患者さんにリハを提供しています。スタッフ構成は、理学療法士、作業療法士、言語聴覚士、公認心理師です。医療チームの一員として、自らの専門性を高め、良質なリハを提供するために、自己研鑽に励み、各種認定資格を取得した者が多数在籍しています。

高度な急性期医療[*1]に貢献するリハ診療として、疾患ごとのリスク管理を行いながら、エビデンス（科学的根拠）に基づいて実践しています。さらに、ロボティクスリハや電気刺激装置の導入、再生医療とのリハ併用療法など、先進医療の提供にも取り組んでおり、質の高いリハ

を提供できるよう努めています。

● **入院対応**

入院患者さんへの早期リハ介入を掲げ、20年以上前から土日・祝日もリハを提供する「365日リハ提供体制」を整備しています。術後・発症後に休日があっても、リハの開始が遅れないよう、患者さんに対して早期かつ継続的なリハの提供を行っています。

また、当院は法人内関連病院・施設・事業所と連携し、回復期リハ病棟への転院支援や在宅復帰に向けたさまざまな支援、療養施設への退院調整を行っています。そして、すべての患者さんのQOL（生活の質）の向上とWell-being[*2]（ウェル・ビーイング）を追求しています。

＊1 急性期：病気・けがを発症後、14日以内（目安）。不安定な状態
＊2 Well-being：心身ともに健康で、持続的に幸福な状態

● **外来対応**

発症・術後の早期から介入し、早期退院をめざし、退院後も外来で機能回復をフォローしています。身体機能障害のみならず、高次脳機能障害による生活のしにくさ、コミュニケーションの難しさ、就労や自動車運転の困難さなどに対しても、検査・助言・訓練を設定して、丁寧にかかわっています。

理学療法士・作業療法士・言語聴覚士・公認心理師の仕事内容はこちらから ⇒

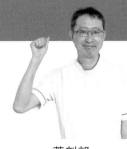

安心して薬を使用・服用して もらうことをめざして

薬剤部
部長
長﨑 淳彦
（ながさき あつひこ）

薬剤師の役割

薬剤師は薬の専門家です。病院の中で使用される薬にはさまざまなものがあります。飲み薬はもちろんのこと、塗り薬や貼り薬、注射薬、そして消毒薬などもあります。これらの薬について、注意喚起や使用期限日の確認、使用方法のチェック、患者さんへの服薬指導など、薬剤師がすべての責任を担っています。

主な仕事の内容

● 調剤業務

処方内容に基づき正しく調剤を行うことはもちろん、量・飲み合わせ・副作用の確認などを行い、患者さんが安心して薬を使用できる環境を整えます。

● 医薬品管理業務

病院内で使用している薬剤の保管状況や有効期限の確認、各部署への配布などを行います。

● 医薬品情報業務

病院スタッフへ最新の医薬品情報を提供します。「お薬ニュース」などを発行します。

● 注射薬の混合業務

混注業務ともいいます。抗がん剤などの混合は、安全キャビネット内で薬剤師が丁寧に、かつ安全に行います。

● 病棟業務

薬剤師が病棟に常駐し、他の医療スタッフとともにチーム医療を展開します。薬のことについての問題があれば、プロである薬剤師の出番となります。

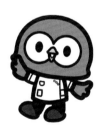

医療を支える部門の紹介

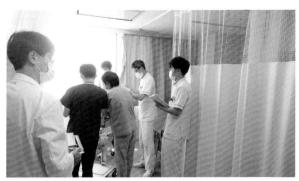

写真1　回診の様子

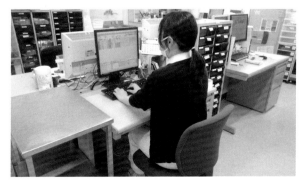

写真2　服薬指導記録の入力

より良い医療提供のために 医師サポートの スペシャリストをめざして

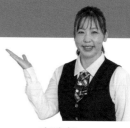

事務部
ドクターズクラーク
係長
吉川 容代
よしかわ まさよ

ドクターズクラークの役割

ドクターズクラークとは、多忙な医師の業務負担を減らす策の1つとして誕生した職種で、医師事務作業補助者として医師の指示のもと、医師の事務作業の代行や補助を行っています。

医師が行う事務作業は想像以上に膨大であり、医師が診療に専念できるよう専門的なサポートを行うことが私たちの役割です。患者さんの命にかかわる大切な仕事を代行しているので、専門的知識はもちろん、医師との信頼関係がとても重要です。

また、患者さんやスタッフを医師とつなぐ大切な役割も担っており、高いコミュニケーション力が求められる仕事です。

主な仕事内容

当院のドクターズクラークは、診療科ごとに専属で配置され、医師と協力してチームで仕事を行っています。業務内容は、医師と相談しながら各科の特色に合った方法で実施しています。

● **外来診察補助**

医師の診察に同席し、電子カルテの代行入力や検査・処置のオーダリング、次回の診察予約を行います。また、患者さんを診察室へ案内したり、次回受診時の説明をしたりなど、患者さ

んへの対応も行います。

● **医療文書作成補助**

診断書や紹介状、各種保険の証明書などを代行で作成します。

● **医療の質を高めるためのサポート業務**

患者さんの診療や治療に関するデータの整理・管理や、院内におけるがん登録などの統計作成や調査を行います。

● **医師のスケジュール調整**

外来や手術予定など、医師のスケジュールの調整や、院内周知を行っています。

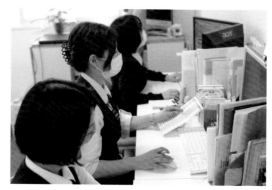

写真1　執務室での様子

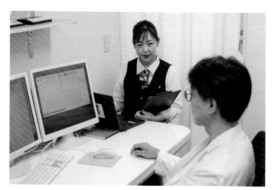

写真2　外来診察での様子

食と栄養のエキスパートとして
栄養面から治療をサポート

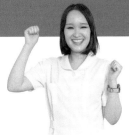

栄養科
管理栄養士
宮部 希歩子
みやべ きほこ

管理栄養士の役割

管理栄養士は、栄養の専門職としての知識・スキルを活用し、適切な食事提供・栄養管理を行います。患者さんの健康を栄養面からサポートし、チーム医療に貢献しています。

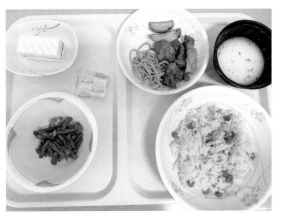

写真　行事食（クリスマスメニュー）

主な仕事内容

●給食管理

当院の給食業務は、給食会社へ一部委託しており、「セントラルキッチン方式」を採用しています。院外で調理され配送された食事を院内で形態加工や盛り付けを行い配膳します。

医師の指示に基づき、個々に合わせた食事内容を提供し、アレルギーにも対応しています。また、患者さんの入院中の楽しみにつながればと、行事食も取り入れています。

年に1回、嗜好調査を実施し、患者さんからのご意見をもらい、より美味しい食事となるよう改善・提案を行っています。

●栄養評価

全入院患者さんに対して、入院時に低栄養リスクの有無を判断し、栄養管理計画を作成しています。入院以降は14日ごとに再評価を行い、血液検査データや体重、食事摂取量などを確認します。低栄養のリスクのある患者さんは栄養サポートチームへの介入へつなげます。

●栄養サポートチーム（NST）

NSTは、最適な栄養管理を行うために医師、看護師、薬剤師、管理栄養士を中心とした多職種で構成された医療チームです。栄養評価に基づき、低栄養のリスクがあると判断された患者さんに対して、NSTによる栄養介入を行います。

低栄養の予防や栄養状態の改善が目的であり、カンファレンス（検討会）や回診において栄養療法の検討・提案を行っています。

●栄養指導

入院・外来通院患者さんを対象に、生活習慣病や低栄養などについての栄養指導を行っています。押し付けの指導ではなく、患者さんの生活背景、食生活、嗜好、食事に対する考え方などを聞きながら、自宅で適切な食事療法を実施・継続できる方法を提案しています。

医療を支える部門の紹介

釧路孝仁会記念病院の概要

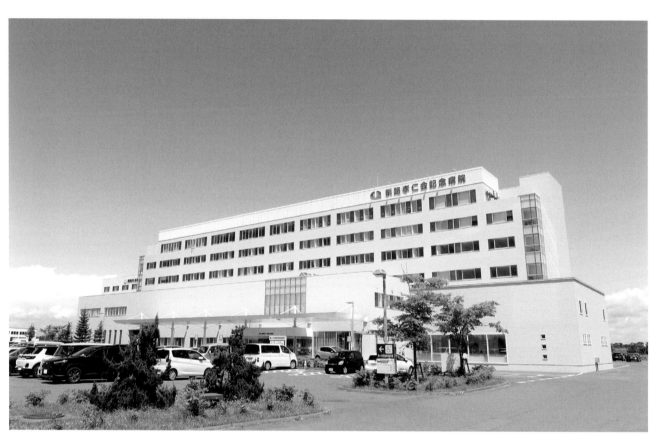

 当院は日本医療機能評価機構の認定を受けた病院です

所在地　釧路市愛国191番212

ＴＥＬ　0154‑39‑1222

病床数　235床（一般病棟、ICU、SCU）

診療科目　●脳神経外科　●心臓血管外科　●循環器内科

　　　　　●消化器内科　●整形外科　●呼吸器内科

　　　　　●リハビリテーション科　●内科　●外科

　　　　　●泌尿器科　●放射線科　●神経内科

　　　　　●乳腺外科　●形成外科　●麻酔科

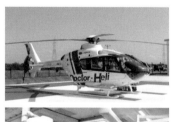

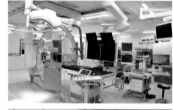

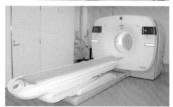

病院の理念

- 患者さまが安心してかかれる、患者さまを安心してあずけられる病院をめざします。
- 職員が気持ちよく仕事のできる職場作りをめざします。

基本方針

- 患者さまや家族の皆さまの立場にたって考えるよう努力します。
- 高度な専門的医療を安全に提供できるように日々研鑽に努めます。
- 急患は24時間いつでも対応します。
- 地域の医療機関と連携し地域医療の向上に努めます。
- 職場のチームワークを考えて仕事をします。
- 出勤するときは、いつも笑顔で病院へ入ります。
- あいさつをきちんとします。
- みんなでやりがいのある職場にします。

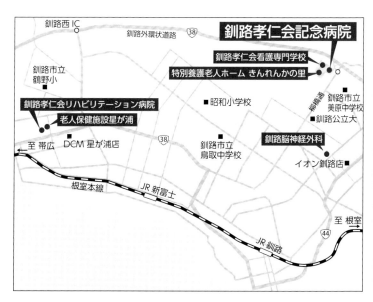

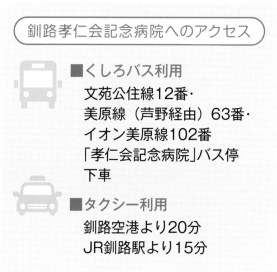

釧路孝仁会記念病院へのアクセス

■くしろバス利用

文苑公住線12番・
美原線（芦野経由）63番・
イオン美原線102番
「孝仁会記念病院」バス停
下車

■タクシー利用

釧路空港より20分
JR釧路駅より15分

院内施設のご案内

1F

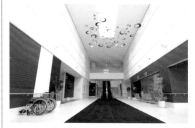

エントランスホール

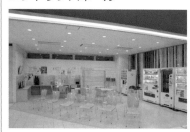

休憩スペース

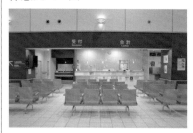

受付・会計

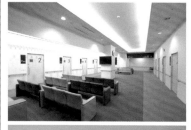

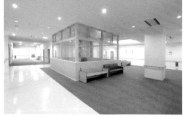

待合スペース

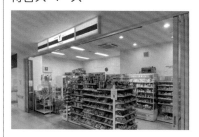

売店

2F

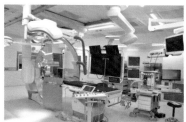

ハイブリット手術室

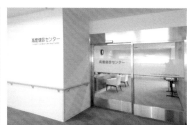

高度健診センター

6F
- 高度健診センター宿泊室
- レストラン ● 会議室

5F
- 西病棟（整形外科・内科・形成外科）
- リハビリ室 ● 特別室

4F
- 心臓血管センター ● リハビリ室
- 東病棟 ● 西病棟

3F
- 脊椎・脊髄センター ● 脳卒中センター
- リハビリ室 ● 高気圧酸素治療室
- 東病棟 ● SCU

2F
- ICU ● 手術室 ● PET センター
- 高度健診センター ● 透析センター

1F
- 外来診療・救急 ● 生理検査
- 放射線検査 ● 売店

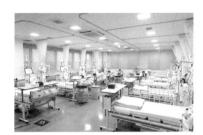

透析センター

3〜5F

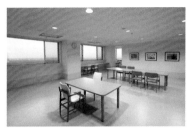

病棟デイルーム

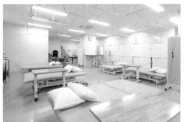

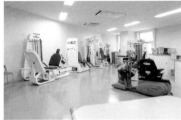

リハビリ室

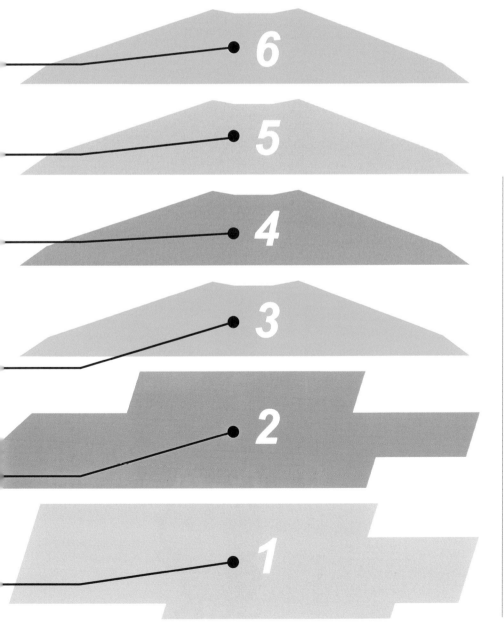

6 5 4 3 2 1

6F

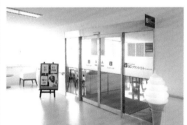

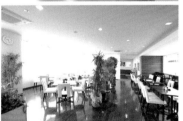

レストラン

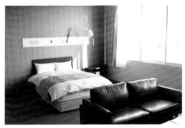

健診宿泊室

入院の流れと個室のご案内

入院日に来院されましたら1階の受付へ下記の①〜⑤をご提出ください。

① 診察券

② 健康保険証

③ 各種医療受給証

④ 入院申込書・契約書

⑤ 限度額適用または標準負担額減額認定証（持っている方）

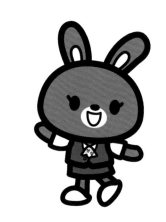

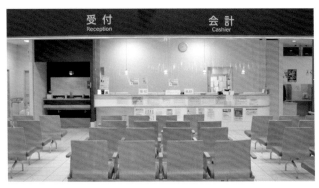

受付

時間外・休日に入院された方は後日受付にて、入院手続きをお願いいたします。加入保険者証に変更のある方、生活保護・労災・公務災害・交通事故に該当する方はすみやかに1階受付へお申し出ください。入院の取り消しや、変更を希望される場合は、早めにご連絡をお願いいたします。

個室利用料

	病棟名	室数	料金	設備
個室	3階東病棟「脳神経外科」	5室	1日につき3,300円（税込）	テレビ 冷蔵庫 シャワー トイレ
	4階東病棟「循環器内科」	8室		
	4階西病棟「心臓血管外科」	6室		
	5階西病棟	6室		
特別室	5階西病棟	6室	1日につき11,000円（税込）	テレビ（無料） 冷蔵庫（無料） 電話（無料） バス トイレ

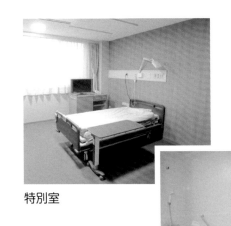

特別室

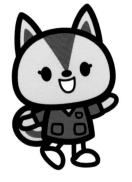

※特別室、個室のご希望をうかがっております。ただし、状況によりご希望に添えない場合がございます。

釧路孝仁会
リハビリテーション病院のご案内

チーム医療による治療と
リハビリで継続的なサポートを

釧路孝仁会リハビリテーション病院
病院長
原田 英之
はら だ ひで ゆき

当院は1996年に社会医療法人孝仁会の２番目の脳神経外科病院として開院しました。日本初の免震構造の病院です。その当時、日本で初めてフィルムレスの院内画像LANシステムを構築した病院でもあります。

さらに、現在も使用している孝仁会独自の電子カルテシステムは、鈴木進先生（留萌セントラルクリニック院長）が開発した当院の前身である星が浦病院のデータ管理とオーダリングシステムが源流になっています。その後、情報室の森本室長はじめとする職員の努力により、システムの改良を続けて現在の形に進化しました。

2002年に私とスタッフが道立病院から移り、心臓血管外科と呼吸器外科、透析部門を開設し、心臓血管手術と呼吸器手術、心臓カテーテル治療を開始しました。

2003年からは釧路根室地域で初めての回復期リハビリテーション病棟を開設し、2007年から手術部門は新しく開院した釧路孝仁会記念病院に移りました。現在の診療科目には循環器内科、整形外科、消化器外科、神経内科、リハビリテーション科などが加わっています。

2014年５月には増加している認知症患者の医療、介護の釧路根室地域の連携拠点となる「認知症疾患医療センター」として北海道の指定を受けました。その後、脳、心臓血管、消化器疾患の急性期外来診療、透析治療、一般入院診療、回復期リハビリテーションなどのチーム医療をそれぞれ専門の医師とスタッフが実践してきました。

2023年４月から、長年親しまれてきた「星が浦病院」は「釧路孝仁会リハビリテーション病院」に名称を変更しました。今まで当院の回復期リハビリテーションは、脳血管リハ、運動器リハを中心に行ってきましたが、心臓リハ、認知症リ

ハ、透析リハなどを加え、その内容が充実しました。高齢の患者さんの増加に伴い、心不全や肺炎、下肢の閉塞性動脈硬化症、さまざまな原因での食欲不振などで、入院する患者さんが増えています。これらの患者さんに対して、早期から多職種によるチームアプローチで治療とリハビリを開始し、リハビリの継続が必要な方には、家庭や社会復帰できるようサポートします。退院後も患者さんが希望する場合には、外来リハ、通所リハ、訪問リハ（2023年５月より開始）などの支援も行っています。

釧路西部地域の地域包括ケアシステムの担い手として、地域密着型病院をめざし、釧路孝仁会記念病院や他の医療機関、介護施設との連携、専門医との密接な関係を維持し、チームメンバーとの協働のもと、患者さんが住み慣れた地域で安心して暮らせるようサポートしていきます。

また、認知症疾患医療センターとしての役割と一般外来診療、透析医療も引き続き担っていきます。さらに、2023年４月からはリンパ浮腫を含む「むくみ外来」を開始しました。専門のリンパ浮腫療法士が担当します。

５月１日からはリハビリ技師が患者さんの自宅を訪問して個別リハビリを行う「星が浦訪問リハビリセンター」を開設しました。新釧路川を境に西部をサービス範囲とし、新釧路川より東部は釧路訪問リハビリセンターに区分けをしました。さまざまな要望に柔軟に対応していきたいと思っています。

外来通院中の患者さんの中でむくみのある方、リハビリを希望される方は、当医療機関の受診をお勧めします。当院の理念にある「患者様が安心してかかれる、患者様を安心してあずけられる病院」をめざして、これからも職員一同努力してまいります。

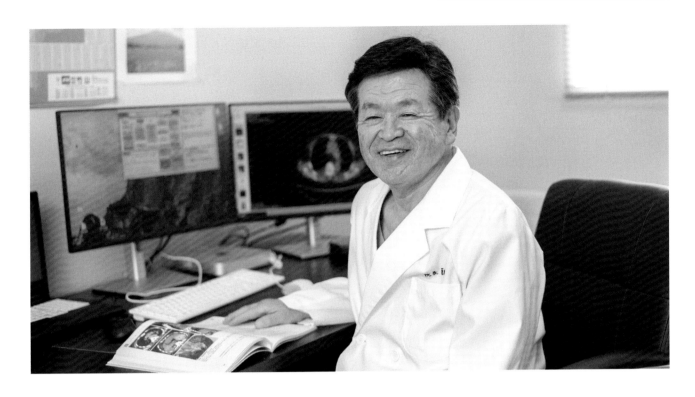

■沿革

1996	**4**月	星が浦病院開院（91床） 免震構造建築（日本初）、 フィルムレス院内ネットワーク
	7月	救急病院の指定告示
1997	**4**月	4床増床し、一般病床95床となる
1998	**3**月	7床増床し、一般病床102床となる
2000	**6**月	日本医療機能評価機構による 認定基準（一般病院種別A）を達成
2002	**11**月	心臓血管外科、呼吸器外科、透析部門 開設
2003	**3**月	回復期リハビリテーション病棟開設 51床増床し、合計153床となる
	11月	透析室開設
	12月	増改築棟オープン
2005	**6**月	日本医療機能評価機構による 認定基準（複合病院一般・療養）更新
	7月	電子カルテ導入
2007	**12**月	釧路孝仁会記念病院の開院に伴い、 病床数138床となる

2008	**6**月	眼科開設
2009	**3**月	社会医療法人に認定され、 社会医療法人孝仁会 星が浦病院となる
2010	**6**月	日本医療機能評価機構による 認定基準（複合病院一般・療養）更新
2011	**6**月	2階東病棟 回復期リハビリテーション病棟へ転換
2013	**4**月	眼科の外来診療を終了
2014	**7**月	認知症疾患医療センター設置
2015	**6**月	日本医療機能評価機構による 認定基準（リハビリテーション病院）更新
2017	**3**月	社会医療法人として認定（へき地医療）
2018	**3**月	3床を釧路孝仁会記念病院へ移動し、 合計135床となる
2020	**11**月	日本医療機能評価機構による 認定基準（リハビリテーション病院）更新
2023	**4**月	釧路孝仁会リハビリテーション病院に 名称変更 むくみ外来開設
	5月	星が浦訪問リハビリセンター開設

釧路孝仁会リハビリテーション病院の概要

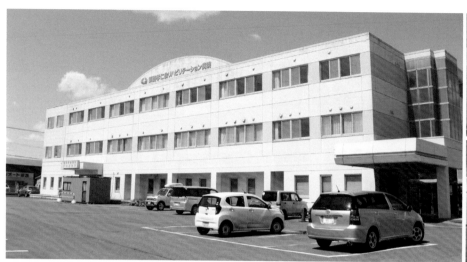
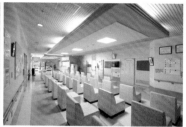
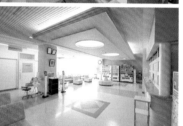

病院の理念

● 患者様が安心してかかれる、
　患者様を安心してあずけられる
　病院をめざします。

● 職員が気持ちよく
　仕事のできる職場作りを
　めざします。

基本方針

1. 安心と信頼の医療・介護

- 私たちは、常に医療・福祉の向上に専心、努力します。
- 私たちは、医療・福祉をもって地域社会に貢献します。

2. 気持ちよく仕事のできる職場

- 私たちは、思いやりの心を持ち、笑顔とあいさつを大切にします。
- 私たちは、チームワークの良い職場、やりがいのある職場作りに努めます。

概　要

所 在 地　釧路市星が浦大通3丁目9-13

Ｔ Ｅ Ｌ　0154-54-2500

病 床 数　● 一般病床数42床
　　　　　　（一般病棟 2F南病棟）
　　　　　　● 療養病床数93床
　　　　　　（回復期リハビリテーション病棟
　　　　　　　2F東病棟・3F病棟）

診療科目　● 脳神経外科　● 心臓血管外科
　　　　　　● 循環器内科　● 整形外科
　　　　　　● 神経内科　　● リハビリテーション科
　　　　　　● 呼吸器外科　● 放射線科
　　　　　　● 消化器外科
　　　　　　● 認知症疾患医療センター

アクセス

● バスをご利用の方
　くしろバス「星が浦大通り3丁目」停留所から徒歩3分

● タクシーをご利用の方
　JR釧路駅より20分

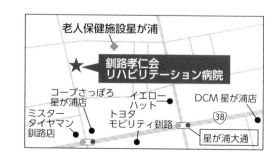

当院は日本医療機能評価機構の認定を受けた病院です

回復期リハビリテーション病棟とは

回復期リハビリテーション病棟は、脳血管疾患または大腿骨頸部骨折などの患者さんに対して、食事、更衣、排泄、移動、会話などのADL（日常生活動作）の能力向上による寝たきりの防止と家庭復帰を目的としたリハビリテーションプログラムを医師、看護師、理学療法士、作業療法士、言語聴覚士などが共同で作成し、これに基づくリハビリテーションを集中的に行うための病棟です。

回復期リハビリテーション病棟の入院から退院まで

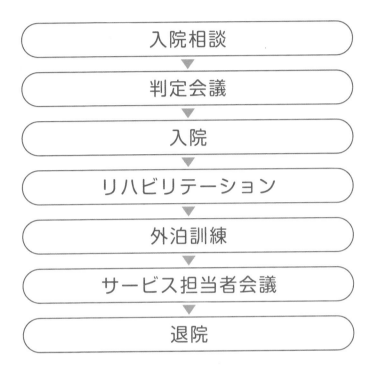

入院相談
↓
判定会議
↓
入院
↓
リハビリテーション
↓
外泊訓練
↓
サービス担当者会議
↓
退院

充実のリハビリ体制

理学療法	作業療法	言語聴覚療法	高次脳機能検査
基本動作の獲得に向けて身体機能の向上や家族指導を行い、家庭復帰をめざしていきます。	人が行うすべての活動（作業）を用いて日常生活、社会生活を再び行えるようにしていきます。	家族や友だちと楽しく会話ができるように、楽しく安全に食事ができるようにリハビリします。	患者さんが安心できる生活と、充実したリハビリを送るためにさまざまな角度からお手伝いさせていただきます。
ロボットリハビリ	チーム医療	研修・勉強会	回復期バイキング
徒手的なリハビリテーションのほか、機械を使用して筋肉を働かせる練習や関節の運動を補助しながらの歩行練習なども行っています。	医師、看護師、リハビリスタッフなどが協力し、常に患者さんの情報を共有しながら、チームで医療を行っています。入院中の生活マネジメントを行うことで、リハビリ時間外の生活も充実したものとします。	自己研鑽により、常に質の高い医療の提供を心がけています。院外の研修会のほか、病院内での多職種合同勉強会なども積極的に行っています。	当院では月1回、ランチバイキングを行っています。患者さんが好きなメニューを選択し、自ら取りに行くことで、認知機能・身体機能の活性化につながります。

釧根地域に根ざした
リハビリテーションをめざして

釧路孝仁会リハビリテーション病院
リハビリテーション部　部長
佐野 昌子
（さ　の　まさ　こ）

釧根地域で唯一の
回復期リハビリテーション病院

回復期リハビリテーション病院とは、急性期治療[*1]後の患者さんの在宅復帰を目的としており、自宅・社会復帰に不安のある方を対象に、早期に在宅・社会復帰をめざす病院です。

１日最大３時間、365日体制の専門的リハビリテーションの提供や訓練だけでなく、起床から就寝までの間における食事や着替え、歯磨きや整容、排泄（はいせつ）などの日常的な動作も含めた入院生活をすべてリハビリと捉えた生活援助が受けられることが大きな特徴です。

また、入院期間は疾患によって異なりますが、最短で60日まで、脳卒中（のうそっちゅう）においては150～180日間を上限として入院可能です。全国では脳血管系の患者さんが４割、整形外科系が４割に対し、当院では脳血管系の患者さんが８割以上というのも特徴です。

さらに、当院は釧根地域において唯一の回復期リハビリテーション病院として、地域医療におけるリハビリテーションの一角を担っており、釧路市からおよそ150～200kmの圏内で入院を受け入れています。

医療機関・社会福祉サービス提供が不足している地域へ退院する患者さんは、その地域でいかに生活を継続できるかが鍵となっています。私たちは、地域の患者さんのニーズに応え、満足度の高いリハビリテーションサービスが提供できるよう、「暮らしを支えるリハビリテーション」をモットー

■ 釧路孝仁会リハビリテーション病院のシームレスな医療・介護連携

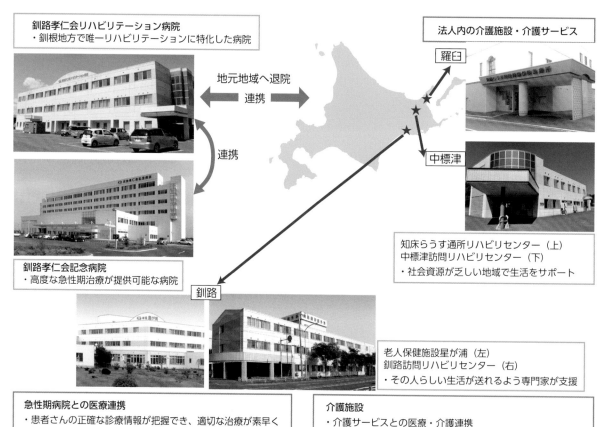

釧路孝仁会リハビリテーション病院
・釧根地方で唯一リハビリテーションに特化した病院

地元地域へ退院
連携

連携

釧路孝仁会記念病院
・高度な急性期治療が提供可能な病院

法人内の介護施設・介護サービス

羅臼

中標津

知床らうす通所リハビリセンター（上）
中標津訪問リハビリセンター（下）
・社会資源が乏しい地域で生活をサポート

釧路

老人保健施設星が浦（左）
釧路訪問リハビリセンター（右）
・その人らしい生活が送れるよう専門家が支援

急性期病院との医療連携
・患者さんの正確な診療情報が把握でき、適切な治療が素早く提供できる

介護施設
・介護サービスとの医療・介護連携
・生活に必要なサービスを提供して退院後の生活をサポート

にしてマンツーマンを主軸とし、365日体制で看護師・リハビリスタッフ・相談員など、各専門職の視点からサービスを提供しています。

＊1　急性期：病気・けがを発症後、14日以内（目安）。不安定な状態

急性期病院から生活期まで一貫した連携

孝仁会グループでは、急性期病院から生活期まで連携を密、かつシームレス（継ぎ目のない）に行い、一貫したサービス提供を実現しています。

病気で急性期病院に入院して治療を受けた後、当院へ転院し後遺症に対するリハビリを行います。当院のリハビリが終了し、地元地域に退院した後は、デイケア、デイサービス、訪問リハビリテーションなどを利用します。自宅への退院が難しい患者さんは、特別養護老人ホームなどの介護施設も法人グループ内に併設しており、入所が可能です。

法人内で入院から退院後の生活までのすべてを網羅でき、シームレスな医療・介護サービスが受けられます。また、法人外の地域病院・介護サービス・施設とも連携を取り、法人外施設を利用しても患者さんが「その人らしく、いきいきとした生活」を送ることができるように、常に最高の治療の提供に努めています。

集中的で質の高い医療をチームで提供します

患者さんにとって何が大切なのか、どんな治療が最適かを明確にするためにも、医師・理学療法士・作業療法士・言語聴覚士・看護師・医療福祉相談員・管理栄養士などによりチームを結成し、社会復帰に向けて全力でサポートします。

患者さんを中心とするこのチームメンバーは、それぞれが連携し、専門性を最大限に発揮し、質の高いサービスを提供して退院後の「生活の質の向上」や「その人らしい生活を送ること」を追求しています。

その成果もあり、患者さんの日常生活活動動作の改善度合いは全国平均と同等であり、地方でも全国水準レベルの医療を提供しています。

■ チームアプローチ

■ 当院と全国のFIM（日常的自立度評価法）の利得

年度	当院	全国
2019年	22.7	23
2020年	24	24
2021年	22	24.5
2022年	25	24.3

入院時から退院時の日常生活自立度の改善度合いは全国水準レベルを示しています

新と旧が融合したリハビリテーションを提供

従来のリハビリテーション（理学療法・作業療法・言語聴覚療法）は、病気により動けなくなった方に対して、寝返る・起き上がる・座るなどの基本的な動作、歩行、日常生活動作、食べる・飲み込む・話すなどの「機能・活動」の問題に、それぞれの専門科が自己の技術を磨き治療を行っていました。

近年では、さらに多様化する活動障害に対応したサポート範囲の拡大、治療支援ロボットなど、多数の新しい支援技術が登場し、リハビリテーションにもイノベーション（変革）が訪れています。

当院では、従来の技術はもちろんのこと、新し

いテクノロジーとしてロボティクスリハビリテーションを取り入れ、新と旧が融合したオーダーメイドのリハビリテーションを提供しています。

るものを中心に使用し、対象の患者さんの状態に合わせて、熟達したスタッフがロボットを選択します。

ロボティクス リハビリテーションとは？

ロボティクスリハビリテーションは、「ロボット」＋「リハビリテーション」という意味であり、ロボットをリハビリテーションの手段として活用し、機能・活動の能力の改善を図る新しいリハビリ技術です。

当院では、歩行や腕・手指の機能をサポートす

ロボティクス リハビリテーションの効果

ロボティクスリハビリテーションの最大のメリットは、「体をアシストして目的の動作を正確かつ繰り返し練習できること」です。さらに、ロボットを使用したリハビリと通常のリハビリを組み合わせることで、歩く能力が向上するということも科学的に証明されています。そのため、リハ

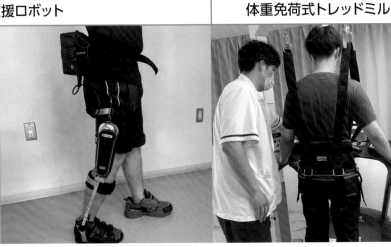

歩行学習支援ロボット	体重免荷式トレッドミル

内蔵された制御モーターが効率的に歩行をサポートし、歩く速度や歩幅を改善してくれます

内蔵されたモーターをセンサーにより、本来あるべき歩行運動に誘導することができ、歩行機能を改善してくれます

専用の安全ベルトで体重を支えてくれるため、歩けない人でも簡単に歩く練習が可能です

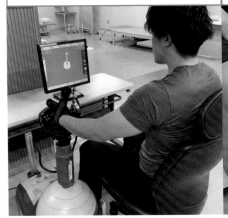
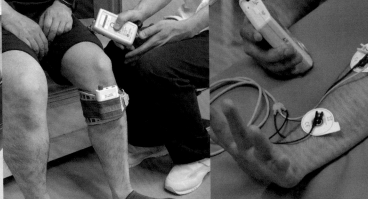

上肢用ロボット型運動訓練装置	歩行神経電気刺激装置	上肢用電気刺激装置

患者さんの麻痺（まひ）の状態に合わせて練習内容が選択できます。主に腕の機能練習を行います

歩いているときにタイミングよく電気刺激を入れることで歩行を改善します。日本の脳卒中治療で推奨されている電気刺激機器です

筋肉の動きの電気信号を読み取り、動きに応じて電気刺激を筋肉に与えます。手の機能改善を促します

ビリでロボットを使用することは、現在の日本の医療で推奨されています。

　当院では、多くのロボット機器を取り揃え、患者さん一人ひとりの体の機能・活動に合わせて単体で、時には複数組み合わせて使用し、オーダーメイドのリハビリテーションを提供することに力を入れています。地方にいても最新医療を患者さんへ提供していきたいと考えています。

多くの患者さんが地元地域で（自立した）生活を送れるように

　リハビリテーションでは、体の機能回復だけではなく、在宅復帰・社会復帰に向けた日常生活動作、家事動作、復職などのトレーニングを行っています。運転が必要で各種評価に問題ない方は、実際に自動車学校で実場面の確認をしています。また、外出、外泊訓練を行いながら、生活環境の調整や介護保険サービスの調整をケアマネージャーなどとともに行っています。

　生活の自立が難しい患者さんには、家族への介護指導や福祉用具の選定、自助具の作成などを行い、さまざまな点から患者さんの生活をサポートしています。

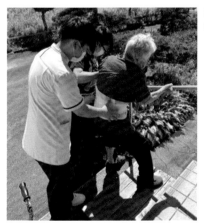

家屋評価や家事動作訓練など

透析時のリハビリテーションを実施しています

　透析患者さんの運動能力は、同世代と比べて約半分といわれています。その要因として、サルコペニアとフレイルがかかわっています。

　サルコペニアとは、筋力低下と身体機能低下を合併し、筋肉量が低下した状態です。フレイルは、身体機能だけではなく、精神的・心理的・社会的な面の低下も含まれます。サルコペニアとフレイルは「適切な介入・支援により、生活機能の向上が可能」といわれています。

　透析患者さんの生命予後[*2]は、栄養状態（筋肉量や体重など）と運動機能（筋力や歩行速度など）に大きく影響されます。

　透析中の患者さんに対して運動療法を行うことで、全身持久力、生活の質、身体機能（歩行能力、筋力）が改善するといわれています。全身持久力、身体機能の向上によって転倒の予防にもつながり、生活の質が改善する効果があるとされています。

　当院では、透析中にエルゴメーターという運動機器を使用し、自転車漕ぎ運動に取り組んでもらっています。この運動プログラムの流れとしては、理学療法士の指導のもと、ストレッチや筋力訓練、ボールを用いた運動、自転車漕ぎ運動をベッド上で寝た姿勢のまま行います。筋力訓練や自転車漕ぎ運動は、患者さんの機能に合わせて負荷量を調整し、機能向上に合わせて運動内容を変更しています。また、透析利用日以外でも自宅で行える運動を指導し、運動習慣をつけてもらうようにサポートしています。

＊2　予後：今後の病状についての医学的な見通し

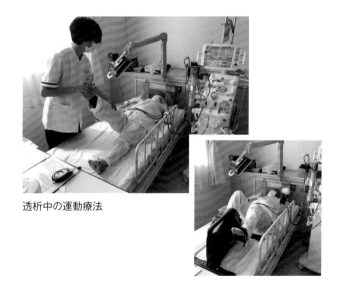

透析中の運動療法

心臓リハビリテーション

生活の質の向上につなげる心臓リハビリ

　心臓リハビリテーション（心リハ）の適応となる疾患は、「表」に示す通りです。

　心リハでは、包括的リハビリテーションとして、運動療法だけではなく、生活指導と患者教育やカウンセリングを行い、患者さんの身体的、精神的ディコンディショニング（身体機能の低下）の是正と早期の社会復帰、QOL（生活の質）の向上、および心血管病の二次予防をめざしています。これを実現するために、多種職の医療スタッフによるチーム医療を実践することが求められます。

　運動療法は、主に持久系トレーニングとレジスタンストレーニングの2種類です。持久系トレーニングでは、エアロバイクまたはトレドミルを用いて有酸素運動（楽である〜ややきつい）を週5回、1回あたり20〜30分行うことが推奨されています。

　一方、外来患者さんの多くは週1回の通院リハとそれ以外の日は自宅でストレッチやウォーキングなどを組み合わせた運動を行うことが望ましいとされています。レジスタンストレーニングでは、ダンベルやゴムチューブを用いて週2〜3回、さまざまな体の筋肉の筋力強化を図ることが推奨されています。

　これらのトレーニングは、運動能力やQOLの向上につながるほか、生命予後の改善や心血管イベント（脳卒中、心筋梗塞、心血管死）の減少に寄与することが明らかになっています。

■ 心臓リハビリテーションの対象疾患

急性心筋梗塞
狭心症
開心術後
経カテーテル大動脈弁置換術（TAVI）後
大血管疾患（大動脈解離、大動脈瘤など）
慢性心不全 （下記の①〜③のいずれかの条件を満たす場合） 　①LVEF≦40% 　②%peakVO2（最大酸素摂取量）≦80% 　③BNP≧80pg/dl 　　（またはNT-proBNP≧400pg/dl）
末梢動脈閉塞性疾患（ASO） 　間欠性跛行を呈する状態

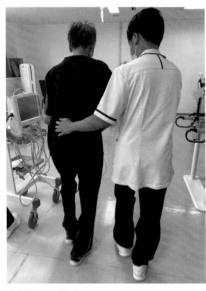

歩行訓練の様子

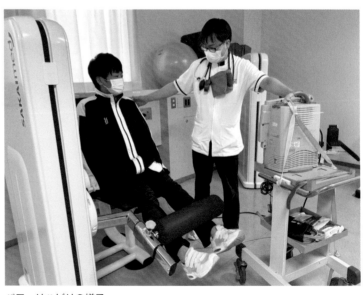

パワーリハビリの様子

認知症になっても、地域で安心して暮らせるまちづくり

釧路孝仁会リハビリテーション病院
名誉院長
髙谷 了
たかや さとる

当院は2014年に北海道から認知症疾患医療センターの指定を受け、認知症外来を行っています。

認知症疾患医療センターとは

保険医療・介護機関等と連携を図りながら、認知症疾患に関する対応や専門医療相談を実施するとともに、地域保健医療・介護関係者への研修を行います。また必要に応じて、診断後等の日常生活支援を実施することにより、地域において認知症に対して進行予防から地域生活の維持まで、必要となる医療を提供できる機能体制の構築を図ることを目的としています。

（認知症疾患医療センター運営事業実施要綱より）

■ 認知症外来受診までの流れ

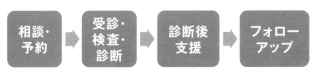

◆ 相談・予約

専門の相談員が対応しています。症状や既往歴、どのようなことに困っているかなど、話を聞いて、受診や検査の調整を行います。相談は無料です。どなたでも利用できます。 ＊認知症外来は予約制です

◆ 受診・検査・診断

検査内容：①採血、②心理検査、③MRI、④心電図（その他、必要に応じ脳血流検査、脳波など）

◆ 診断後支援・フォローアップ

診断に応じて、生活指導や家族指導、介護保険の案内、ケアマネージャーやかかりつけ医への連絡調整を行います。半年〜1年ごとに受診しても

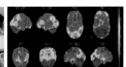
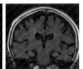

心理検査　　脳血流検査　　　MRI検査

らい、症状に変わりがないかなどを確認します。

介護保険の申請や成年後見制度の利用などを希望する方には、診断書作成などの対応も行っています。また、高齢者の運転免許更新時に行われる認知機能検査において、医師の診断書提出が必要になった方の受診相談も受け付けています。

■ 認知症初期集中支援チーム

もの忘れが原因で生活に困りごとがあっても、なかなか受診につながらない方もいます。

当院では釧路市と連携をとり、認知症が疑われる住民の方で医療や介護サービスにつながっていない方や、対応に苦慮している方に対して看護師や精神保健福祉士が地域包括支援センターの職員とともに訪問し、生活支援のサポートを行います。

■ 当院での認知症予防、啓発活動の取り組み

全国的にも高齢化が進み、それに伴い認知症になる高齢者も増えてきています。

認知症を予防するために生活習慣の改善や運動などに取り組むことも大切ですが、認知症になっても安心して暮らせるまちづくりも重要だと考えています。当院では市町村の各地域包括支援センターなどと連携をとり、正しい認知症に関する知識の普及や予防教室などの開催に力を入れています。

認知症になっても、早期発見、早期受診により適切な治療やケア、介護サービスなどの支援を受けることができれば、住み慣れた地域で今まで通りの生活を送ることも可能です。

また、認知症だけではなく、脳梗塞（のうこうそく）や水頭症（すいとうしょう）など、治療により改善が期待される病気が見つかることもあります。もの忘れに関して困りごとがありましたら、相談してください。

睡眠時無呼吸症候群(SAS)について

大きな産業事故の原因にもなる睡眠時無呼吸症候群の症状とは?

睡眠時無呼吸症候群（すいみんじむこきゅうしょうこうぐん）は、夜間にいびきをかいて、しばらく息が止まり（平均30秒、長いときは2分以上）、そのままでは死んでしまうので、あえぐような激しい息や、いびきで呼吸が再開するのが特徴です。それを繰り返します。

浅い眠りになるため、昼間に異常な眠気をもよおします。そのために、SASはさまざまな合併症（高血圧、心筋梗塞（しんきんこうそく）、脳卒中（のうそっちゅう）、突然死など）を引き起こす病気であり、交通事故を含む重大な産業事故の原因ともなっています。

例えば、1979年のスリーマイル島の原発事故や、1983年のチェルノブイリ原発事故、1986年のスペースシャトルのチャレンジャー号爆発事故も、SASの従業員の居眠りが原因とされており、日本でも新幹線の運転手の居眠りが大きな社会問題となりました。

診断には、睡眠ポリグラフ（ポリソムノグラフ）という検査を行います。この検査では睡眠の状態、呼吸の状態、いびきの状態、体の酸素の状態などを同時に記録し、それぞれの関係を調べます。これによりSASかどうかが診断され、重症度の判定を行うことができます。

この検査は入院が必要ですが、検査項目を少なくした外来で行える簡易検査もあります（図1）。夜に検査の装置を自分で付けて、次の日に病院で解析します。無呼吸指数（AHI:1時間に何回呼吸が止まるかの回数）が 5 ≦軽症＜15、15≦中等症＜30、30≦重症となります。

睡眠時無呼吸症候群の治療方法

治療としては鼻マスク式持続陽圧呼吸法（CPAP）があります。AHI≧20の中等症から重症例が治療対象となります。

患者さんは鼻マスクを装着して就寝します。空気が送りこまれ、のどの内側から膨らませてつぶれないようにします（図2）。よく眠れるようになり、虚血性心臓病（きょけつせいしんぞうびょう）や脳血管障害による死亡を防ぐことができます。CPAPの管理料として毎月約5,000円かかりますが、年中24時間サポートします。

軽症では、口を閉めて側臥位（そくがい）（仰向け（あおむ））あるいは腹臥位（ふくがい）（うつぶせ）で寝るなど、寝方や枕の調整などを指導します。そのほかに軽・中等症やCPAPが困難な例では歯科装具（マウスピース）が選択肢となります。さらに扁桃手術（へんとうしゅじゅつ）、アルコールの摂取制限、睡眠薬の禁止、鼻閉（びへい）の治療、体重減量などがあります。

SASは成人の5％といわれており、国内では200万人とも推計されています。いびきがひどく、昼間でも眠気が強い場合にはSASが疑われます。当院でもSASの簡易検査、精密検査および治療が可能ですので、興味がある方は、気軽に外来受付または相談室までお問い合わせください。

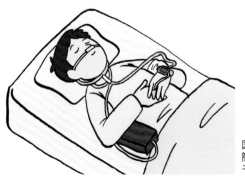

図1
簡易SAS
モニター

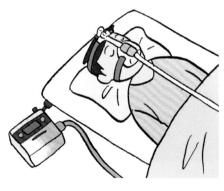

図2
鼻マスク式
持続陽圧呼吸法
（CPAP）

禁煙外来

タバコと病気の関連性

　タバコには5,300種類の化学物質が含まれており、そのうちの200種類が有害物質、60種類が発がん物質です。吸い続けると、さまざまながんになる可能性が高まります。例えば、喉頭がんは吸わない人の32倍、肺がんは5倍かかりやすくなります。最終的には吸い続けると肺気腫となり、在宅酸素が必要になることもあります。

　タバコは止めることができません。なぜかというと有害物質の1つのニコチンが原因です。タバコを吸うと、ニコチンが10秒くらいで頭の快楽中枢に働いて気持ちよくなります。15分ぐらいは良いのですが30分ぐらいするとニコチンが切れてきて、イライラします。それを繰り返します。

　タバコを吸う人は麻薬中毒と同じで、止められないのでニコチン依存症という病名がついています。ニコチンはヘロインやコカインよりも依存性が強いといわれています。麻薬中毒も麻薬を止めない限り治りませんが、ニコチン依存症もタバコを止めない限り治りません。しかしながらタバコを止めるのは簡単ではありません。そこで楽に止める補助手段があります。禁煙補助療法です。

禁煙補助療法とは？

　禁煙補助療法には、ニコチンパッチとパレニクリン錠がありますが、現在、飲み薬のパレニクリン錠は手に入りにくい状況です。ニコチンパッチにはニコチンだけが含まれており、貼るとニコチンが吸収されて気持ちよくなり、タバコを吸わなくて済むようになります。

　パッチには30mg、20mg、10mgの3種類があって、30mgを4週間、20mgを2週間、10mgを2週間、計8週間で禁煙の成功をめざします。

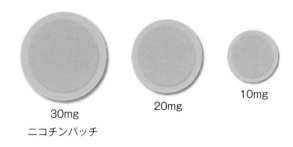

30mg　　20mg　　10mg
ニコチンパッチ

　もちろん、「止めよう、絶対止めたい」という強い意志が重要です。

　パッチを貼るとニコチンが体に吸収されて、吸わなくて済むのですが、口がさみしいこともあるので、ガムを噛んだり、飴玉を舐めたり、禁煙パイポを加えたりして紛らわすことが必要です。

　パッチは刺激性が強いので、毎日貼る場所を変えます。例えば、今日は左胸で次の日は右胸、その次は左わき腹、さらに次は右わき腹という具合です。腕の高い位置や肩に貼る人もいます。風呂に入ると剥がれることがあるため、風呂から上がってから貼るとか、お湯につからないように高い位置に貼るなどの工夫が必要です。禁煙の成功率は70%です。

　また、禁煙に成功すると咳や痰が全く出なくなりますが、これらの症状はタバコの影響です。禁煙に成功してもタバコを1本でも吸うと、また吸い出してしまいます。絶対に吸わないことが大切です。

　電子タバコも煙が有害であるため、サンフランシスコでは販売が禁止されています。同様に、シンガポールやブラジルでも電子タバコの製造、輸入、販売が一切禁止です。

　また、日本のタバコの値段は先進国の中では安い方とされ、イギリス、ノルウェー、カナダでは1箱2,000円ほどになります。一方で、禁煙外来にかかる費用は3割負担の方で1万5,000円です。タバコ1日20本吸っている方は、年間で20万円はかかっています。禁煙すれば倹約できるだけでなく、健康になれます。吸う場所を探さなくて済みます。ぜひ、禁煙しましょう。応援しています。

関連施設紹介

社会医療法人孝仁会

クリニック

釧路脳神経外科

- **診療科** 脳神経外科 / 泌尿器科
- **院長** 斉藤 修

施設概要
- **開設** 1989年12月
- **所在地** 〒085-0061 釧路市芦野1-27-1
- **TEL** 0154-37-5512

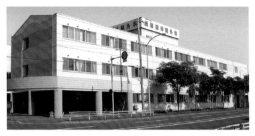

　釧根地区に高度な脳外科医療を提供するため1989年に開院された孝仁会最初の施設です。2007年の釧路孝仁会記念病院開院に伴い入院機能を移設し、現在はクリニックとして脳神経外科と泌尿器科の外来診療を行っています。

　MRIやCTなど最新の設備で高度な専門的医療を提供し、地域の皆さまから信頼されるクリニックをめざしています。

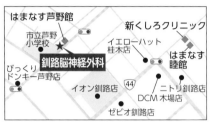

新くしろクリニック

- **診療科** 内科 / 外科 / 循環器内科
- **院長** 福田 光子

施設概要
- **開設** 2004年3月
- **所在地** 〒088-0615 釧路郡釧路町睦2-1-6
- **TEL** 0154-37-6333

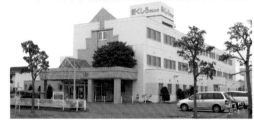

　もともと釧路町唯一の病院として開院されましたが、2007年の釧路孝仁会記念病院の開院に伴い、現在はクリニックとして主に内科系の疾患を対象に外来診療を行っています。

　急性期・慢性期を問わず診療にあたっており、釧路孝仁会記念病院と連携の下、入院や精密検査にもスムーズに対応し、健康診断や各種予防接種等の予防医療も重視しています。

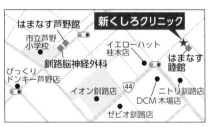

中標津脳神経外科

- **診療科** 脳神経外科 / 循環器内科 / 皮膚科
- **院長** 高山 宏

施設概要
- **開設** 2000年12月
- **所在地** 〒086-1111 標津郡中標津町西11条南8-4-1
- **TEL** 0153-73-1500

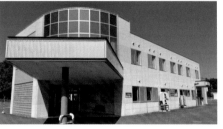

　2000年に根室管内初の脳神経外科専門クリニックとして開院し、現在は脳神経外科に加え、循環器内科と皮膚科の外来診療も行っています。

　さまざまな疾患に応じた検査が必要になるため、MRI、CT、エコー、心電図等の医療機器を備え、開院時より電子カルテシステムを導入しています。さらに緊急時には、迅速に釧路へ入院できる体制が整っています。

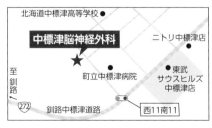

留萌セントラルクリニック

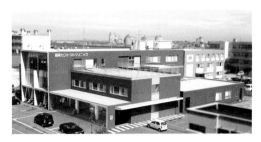

診療科 脳神経外科 / 循環器内科 /
リハビリテーション科 / 内科 / 放射線科
院長 鈴木 進

施設概要
開設 2006年6月
所在地 〒077-0007 留萌市栄町1-5-12
TEL 0164-43-9500
病床数 19床

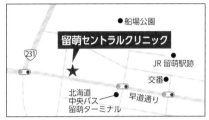

2006年の開院以降、脳卒中（のうそっちゅう）を中心として循環器やがんなどの疾患の予防・診断・治療を行い、MRIやCTといった体にやさしい低侵襲な検査機器を設置しています。

脳疾患、リハビリテーション、血液透析に関しては住み慣れた留萌管内で治療が行え、循環器やがんなどの疾患に関しては提携する札幌孝仁会記念病院に責任を持って送迎する準備が整っており、地域の皆さまが安心してかかれるクリニックをめざしています。

知床らうす国民健康保険診療所

診療科 内科 / 外科 / 小児科 / 専門外来　脳神経外科 /
専門外来　循環器内科 / 専門外来　整形外科 /
専門外来　皮膚科
所長 木島 真

施設概要
開設 2012年7月
所在地 〒086-1823 目梨郡羅臼町栄町100-83
TEL 0153-87-2116
病床数 14床

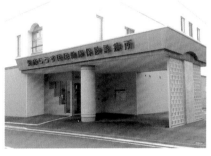

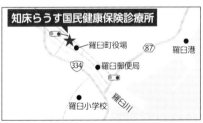

2012年7月から羅臼町の指定管理者制度により、社会医療法人孝仁会による運営となりました。24時間救急医療体制に加え、透析治療、MRIやCTの導入、遠隔画像診断など患者さんが安心してかかれる診療システムを構築しています。

また、知床らうす通所リハビリセンターの併設により、介護保険認定者に対して自立した生活をサポートし、今後も地域に根差した質の高い医療を提供できるよう努めてまいります。

釧路孝仁会看護専門学校

学校長 田中 英司

施設概要
開設 2013年4月
所在地 〒085-0062 釧路市愛国191-212
TEL 0154-39-1230

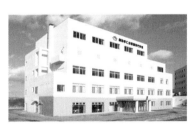

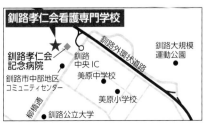

釧根地域の看護師不足の改善に少しでも貢献できるように2013年4月に開設し、これまで8期生まで卒業し、200名以上の看護師を社会に送り出してきました。

学校では、学ぶことの楽しさを知り、社会に出て十分活躍できるよう人間性を磨き、知識と技術を身につけ、地域医療に貢献する看護師を育成します。

看護専門学校

老人保健施設星が浦

施設長 西尾 英昭

施設概要

開設 1999年4月

所在地 〒084-0912 釧路市星が浦大通 3-9-35

TEL 0154-55-2800

利用定員数 入所86名 通所85名

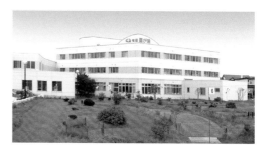

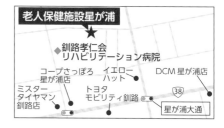

　介護が必要な高齢者や、ハンディキャップを持った方々を対象に、①ロングステイ（入所療養介護）、②ショートステイ（短期入所療養介護）、③デイケア（通所リハビリテーション）のサービスを提供しています。

　入所ではレクリエーションやリハビリ、入浴、食事などで快適な療養生活を送っていただき、通所ではリハビリや入浴はもちろん、脳活性化運動等により心身機能の向上を図り、できるだけ長く安心して在宅生活を送ることができるよう支援させていただきます。

介護付有料老人ホーム
はまなす芦野館

施設長 松田 康裕

施設概要

開設 2008年4月

所在地 〒085-0061 釧路市芦野 1-27-1

TEL 0154-39-1666

利用定員数 57名

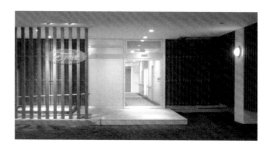

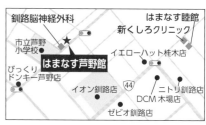

　同一施設内には釧路脳神経外科が併設されており、病気の際にはすぐに受診することができます。四季折々の旬な食べもの、行事食、イベント、ギャラリー、サークル活動などの生涯学習を通じ、「ホテルのようなおもてなし」「家庭のような安らぎ」「病院のような安心感」を提供させていただき、地域に開かれ信頼され笑顔あふれる施設運営を行っています。

介護付有料老人ホーム
はまなす睦館

施設長 佐川 卓

施設概要

開設 2008年5月

所在地 〒088-0615 釧路郡釧路町睦 2-1-6

TEL 0154-39-0511

利用定員数 41名

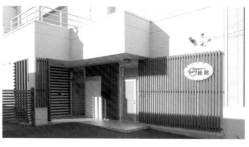

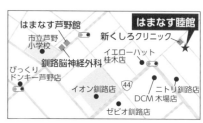

　はまなす睦館は、近隣に緑豊かな睦公園と、大型の商業施設があり、また同一敷地内には、新くしろクリニックが併設されドア1枚で受診ができます。

　館内では、生涯学習、いきがい、やすらぎ、癒しを目標にさまざまなアクティビティを行っています。季節に応じて、旬の食べ物・行事食等で満足いただき、安心安全で笑顔あふれる施設をめざしています。

グループホームはまなすの家星が浦

所在地 〒084-0912 釧路市星が浦大通3-9-9
TEL 0154-55-6255

グループホーム根室

所在地 〒087-0003 根室市明治町1-2-2
TEL 0153-24-8788

グループホームもみの木

所在地 〒077-0007 留萌市栄町1-5-27
TEL 0164-56-4666

通所サービス

釧路脳神経外科デイケアセンター

所在地 〒085-0061 釧路市芦野1-27-1
TEL 0154-37-8898

ケアスタジオ住吉

所在地 〒085-0831 釧路市住吉2-3-10
TEL 0154-65-6544

知床らうす通所リハビリセンター

所在地 〒086-1823 目梨郡羅臼町栄町100-83
TEL 0153-87-3147

留萌セントラルクリニック 通所リハビリテーション

所在地 〒077-0007 留萌市栄町1-5-26
TEL 0164-43-9555

訪問サービス

訪問看護ステーションはまなす

所在地 〒084-0912 釧路市星が浦大通3-9-26
TEL 0154-53-5517

訪問看護ステーションはまなす 根室出張所

所在地 〒087-0022 根室市昭和町2-72
　　　 シャデーふくだ101
TEL 0153-24-8562

ヘルパーステーションはまなす

所在地 〒084-0912 釧路市星が浦大通3-9-26
TEL 0154-52-8088

釧路訪問リハビリセンター

所在地 〒085-0061 釧路市芦野1-27-1
TEL 0154-37-5401

星が浦訪問リハビリセンター

所在地 〒084-0912 釧路市星が浦大通3-9-33
TEL 0154-53-5512

中標津訪問リハビリセンター

所在地 〒086-1111
　　　 標津郡中標津町西11条南8-4-1
TEL 0153-74-0761

留萌セントラルクリニック 訪問リハビリテーション

所在地 〒077-0007 留萌市栄町1-5-26
TEL 0164-43-9700

釧路市東部北地域包括支援センター

所在地 〒085-0821 釧路市鶴ヶ岱 1-10-46
TEL 0154-42-0600

羅臼町地域包括支援センター

所在地 〒086-1823 目梨郡羅臼町栄町 100-83
TEL 0153-87-5880

星が浦ケアプラン企画センター

所在地 〒084-0912 釧路市星が浦大通 3-9-35
TEL 0154-55-2810

鶴ヶ岱ケアプラン企画センター

所在地 〒085-0821 釧路市鶴ヶ岱 1-10-46
TEL 0154-42-0700

愛国ケアプラン企画センター

所在地 〒085-0062 釧路市愛国 191-5065
TEL 0154-39-1231

留萌居宅介護支援事業所サンタ

所在地 〒077-0007 留萌市栄町 1-7-35
TEL 0164-43-9777

社会福祉法人孝仁会

特別養護老人ホーム きんれんかの里

所在地 〒085-0062 釧路市愛国191-5711
TEL 0154-38-8222
利用定員数 長期入所 80床　短期入所 10床
　　　　　　通所 40名

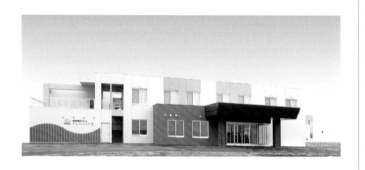

地域密着型 特別養護老人ホーム 湿原の里

所在地 〒085-0062 釧路市愛国 191-5746
TEL 0154-64-1200
利用定員数 長期入所 29床　短期入所 10床

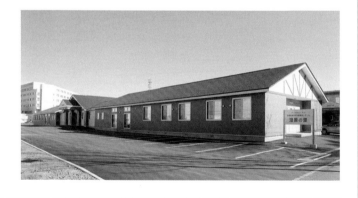

介護付有料老人ホーム 悠和館

所在地 〒085-0062 釧路市愛国 191-5747
TEL 0154-64-1311
利用定員数 50名

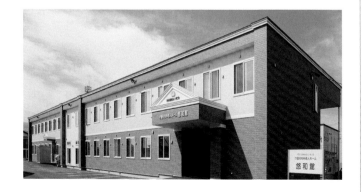

特別養護老人ホーム
えぞりんどうの里

所在地　〒088-0116
　　　　釧路市音別町中園 2 - 118 - 5
TEL　　01547 - 9 - 5011
利用定員数　長期入所 50 床　短期入所 4 床

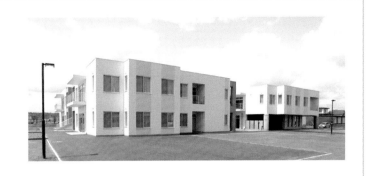

特別養護老人ホーム
清和園

所在地　〒088-0351
　　　　白糠郡白糠町和天別 100 - 1
TEL　　01547 - 2 - 3200
利用定員数　長期入所 72 床　短期入所 8 床
　　　　　　通所 40 名

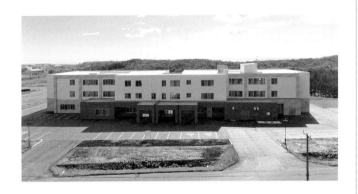

グループホーム
ななかまどの里

所在地　〒088-0572
　　　　白糠郡白糠町西庶路西 1 条南 3 - 3 - 10
TEL　　01547 - 6 - 0150
利用定員数　1 ユニット 9 名

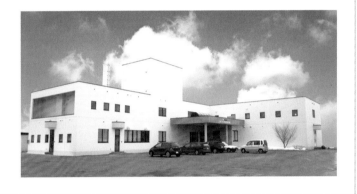

医療法人社団　敬愛会

白樺台病院

診療科　内科 / 消化器内科 / 循環器内科
院長　　高橋 日出美

所在地　〒085-0804 釧路市白樺台 2 - 25 - 1
TEL　　0154 - 91 - 6311
病床数　108 床

　慢性期疾患に対応する病院として医療療養病床 108 床を有し、「地域に開かれた安らぎと皆さまの心にふれる病院」をめざして、市内急性期病院と連携体制を強化しています。また、2014 年 3 月には大規模な改装を行い新館も設置。36 床 2 病棟分が広い廊下のある明るい病床へと生まれ変わり、日々療養環境の向上に努めています。

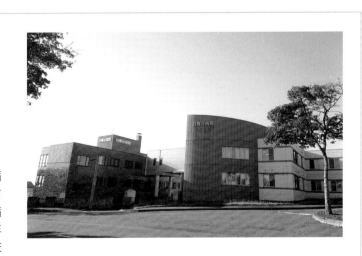

索　引

症状、検査・診断方法、疾患名、治療方法やケアなどにかかわる語句を掲載しています。
（読者の皆さんに役立つと思われる箇所に限定しています）

釧路孝仁会記念病院

〒 085-0062 釧路市愛国 191 － 212
TEL 0154-39-1222（代表）
http://kojinkai.or.jp/

■カバーデザイン・イラスト／江口 修平
■本文デザイン／スタジオ ギブ
■本文 DTP ／大原 剛　角屋 克博
■撮影／木村 輝実
■図版／岡本 善弘（アルフォンス）
■本文イラスト／久保 咲央里（デザインオフィス仔ざる貯金）
■編集／西元 俊典　橋口 環　前田 優衣

高度最新医療からリハビリ、在宅介護まで
釧路孝仁会記念病院を中心に釧根の医療介護を支えます

2023 年 12 月 25 日　初版第 1 刷発行

編　著／釧路孝仁会記念病院
発行者／出塚太郎
発行所／株式会社 バリューメディカル
　　　　〒 150-0043　東京都渋谷区道玄坂 2-16-4 野村不動産渋谷道玄坂ビル 2 階
　　　　TEL　03-6679-5957
　　　　FAX　03-6690-5791
企画協力／一般社団法人 孝仁会

印刷製本所／大日本印刷株式会社
＊定価はカバーに表示してあります。

落丁・乱丁本は送料小社負担でお取り替えいたします。
バリューメディカル宛にお送りください。
本書の無断複写・複製・転載を禁じます。

© Kushiro Kojinkai Memorial Hospital, 2023, Printed in Japan
ISBN978-4-907522-01-8